AF319467

ÉTUDE PHARMACOGNOSIQUE

DU

CRITHMUM MARITIMUM L.

PAR

F. BORDE

Pharmacien de Première Classe.

Docteur de l'Université de Paris (Pharmacie).

LONS-LE-SAUNIER

IMPRIMERIE ET LITHOGRAPHIE LUCIEN DECLUME

1910

ÉTUDE PHARMACOGNOSIQUE

DU

CRITHMUM MARITIMUM L.

PAR

F. BORDE

Pharmacien de Première Classe.

Docteur de l'Université de Paris (Pharmacie).

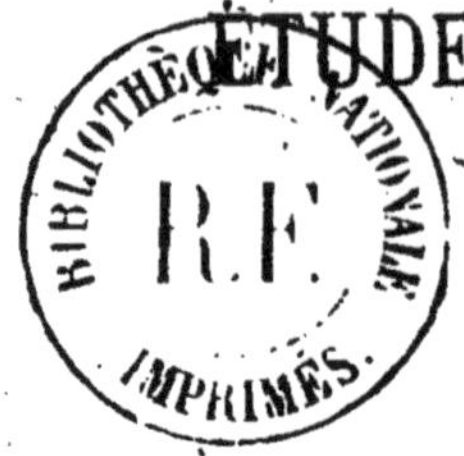

LONS-LE-SAUNIER

IMPRIMERIE ET LITHOGRAPHIE LUCIEN DECLUME

1910

A Monsieur le Professeur PERROT.

Hommage de vive gratitude.

ÉTUDE PHARMACOGNOSIQUE
du *Crithmum maritimum L.*

INTRODUCTION.

Notre attention ayant été attirée sur le *Crithmum maritimum*, plante halophyte, si abondante sur nos côtes charentaises, nous avons eu la curiosité de vouloir connaître tout ce qui avait été écrit à son sujet.

Une bibliographie rapide nous ayant montré que nos connaissances sur cette plante étaient encore bien incomplètes, il nous est venu l'idée d'en entreprendre une monographie botanique et chimique.

C'est alors que nous avons soumis notre intention à M. le professeur PERROT, qui a bien voulu nous préparer un plan de travail et nous guider par la suite, pour en assurer l'exécution.

La partie botanique était certainement la mieux connue, bien que, comme on le verra dans cette étude, il est bon nombre d'observations de détail, dans la structure anatomique, que nous avons pu mettre en valeur.

Quant à l'étude chimique, notre rôle était plus aisé. La composition de cette plante n'avait guère été qu'effleurée par M. HÉROUARD, et il semblait d'ailleurs utile de reprendre tout au moins ses expériences par les méthodes actuellement employées.

Le principal produit que l'on retire **du *Crithmum mari-timum*** étant une essence, qui le fait employer comme condiment, c'est sur elle qu'ont principalement porté nos investigations.

Toutes nos recherches personnelles ont été faites dans notre laboratoire de La Rochelle, mais nous avons trouvé, pour certaines études plus délicates, l'hospitalité chez M. DELÉPINE, professeur agrégé, qui a bien voulu contrôler quelques-unes de nos expériences et nous aider de ses conseils éclairés.

D'ailleurs l'identification et la constitution de certains corps retirés de l'essence restent encore à établir, et ceci étant hors de notre compétence, nous avons confié ces produits à M. DELÉPINE qui en a déjà fait l'objet de recherches particulières.

Nos remerciements vont également à M. DORVEAUX que la question bibliographique a personnellement intéressé et qui a publié, du *Crithmum maritimum,* un historique très complet qu'il nous suffit de reproduire ici.

Dans le but de donner une véritable étude pharmacognosique, nous avons confié les essais pharmacodynamiques à M. le Dr CHEVALIER, au Laboratoire de Pharmacologie de la Faculté de Médecine. Nous lui adressons ici, à ce sujet, nos remerciements les plus sincères.

Il ne nous reste plus, en terminant, qu'à adresser l'expression de notre gratitude à M. le Professeur PERROT qui nous a guidé et encouragé au cours de ces recherches, toujours difficiles à mener à bien en ne négligeant pas ses devoirs professionnels.

PLAN DU MÉMOIRE.

Pages

Introduction 7

PREMIÈRE PARTIE.

Historique 9

DEUXIÈME PARTIE.

Etude botanique.

Chapitre   I. — Organographie florale et descrip-
tion 21
—   II. — Germination 24
—   III. — Morphologie. — Anatomie. —
Histologie 25
A. — *Rhizome et racine* 25
B. — *Tige* 29
C. — *Pétiole et feuille* 32
D. — *Fruit* 39
E. — *Graine* 49

TROISIÈME PARTIE.

Composition chimique.

A. — Essence du *Crithmum maritimum*.

Chapitre I. — Préparation de l'essence 53

Chapitre II. — Principales constantes........ 62
Densité. — Point d'ébullition. — Pouvoir rotatoire. — Indice d'iode. — Acidité. — Indice de saponification. — Indice d'acétyle. — Solubilités.

— III. — Composition et fractionnement de l'essence 72
a. — *Analyse élémentaire de l'essence brute* 72
b. — *Fractionnements*........ 73

B. — Autres composants chimiques.

Chapitre I. — 1° Huile fixe................. 83
2° Matière réductrice des eaux de marc de distillation 84
3° Analyse des cendres........ 86

QUATRIÈME PARTIE.

Chapitre I.— Etude pharmacodynamique et usages 92
Conclusions................................... 97

PREMIÈRE PARTIE.

Historique (¹).

Le *Crithmum maritimum* L. est une plante de la famille des Ombellifères qui croît abondamment sur toutes les côtes baignées par la Méditerranée et par la mer Noire. On la rencontre également sur les rivages de l'Océan Atlantique, au Maroc, au Portugal, en Espagne, en France (entre autres sur nos côtes de la Charente-Inférieure, où j'ai fait mes récoltes) et dans les Iles qui avoisinent ces pays, *Canaries, Madère, Oléron, Ré, Belle-Isle, Grande Bretagne, Irlande.*

La Grande Bretagne possède le *Crithmum maritimum* sur ses côtes occidentales et méridionales depuis le golfe de Clyde jusqu'au Pas-de-Calais. Shakespeare a dû le récolter ou le voir récolter sur les falaises de Douvres, car dans la scène VI du quatrième acte de *King Lear*, laquelle se passe dans les environs de cette ville (*fields near Dover*), il met dans la bouche d'Edgar les paroles suivantes (2) :

(1) Dorveaux. — *Janus,* an. 1909, p. 311.

(2) Letourneur. — *Œuvres complètes de Shakespeare,* nouvelle édition, t. VI, p. 153, Paris, 1821), a traduit ce passage de la façon suivante : « Sur le penchant à mi-côte (de la montagne) un homme suspendu à des « rochers cueille du *fenouil marin.* Le dangereux métier ! »

Half way down
Hangs one that gathers *samphire* (1) dreadful trade !

La criste marine se trouve sur presque toutes les côtes de la France. Alfred GIARD a constaté son absence sur la partie qui s'étend de la Belgique au cap Gris-Nez ; « la première localité bien certaine où le *Crithmum* se trouve abondamment en venant du nord, dit-il, est la station du cap Gris-Nez » ; c'est donc à tort, ajoute-t-il, que « d'anciens auteurs l'ont signalé sur le littoral de la Hollande et de la Belgique (2) ».

Cette plante, dont la description se trouve dans tous les Traités de botanique systématique, dans les flores médicales, dans un grand nombre de flores régionales, contient une huile essentielle (3). Son odeur aromatique a dû attirer l'attention des premiers hommes qui l'ont connue, et les déterminer à l'employer comme aliment et comme médicament.

Le *Crithmum* a reçu bien des noms chez les habitants des régions où il est spontané et chez les peuples qui l'ont cultivé.

Les Grecs l'ont appelé κρῆθμον, κρίθμον, κριταμον, etc., les Latins, *crethmos batis*, etc. ; les médecins du moyen âge (4) *crethimon, crithimon, crithimum, critimon, cretanus,* etc. ; les Arabes, *ierain, alhulaic qirithmon* ; les bota-

(1) L'édition de SHAKESPEARE publiée par WRIGHT (*The Works*, edited by William Aldis WRIGHT, vol. VIII, p. 153, London, 1892), donne pour *samphire*, les variantes *samphier* et *sampire*. D'après John RAY (Historia plantarum, Londini, 1686, t. I, p. 457), *sampire* viendrait du français Sainct Pierre, c'est-à-dire du nom vulgaire français *herbe de St-Pierre*, donné à la criste marine parce quelle pousse sur les pierres.

(2) GIARD (Alfred). — Géographie botanique. Le *Crithmum maritimum* (*Bulletin scientifique du département du Nord*, t. X, p. 266. Lille, 1878).

(3) L'huile essentielle du *Crithmum maritimum* L. a été étudiée : en 1819, par Giuseppe LAVINI (*Memorie della Reale Academia delle scienza di Torino*, t. XXV, p. 13-20, Torino, 1820) ; en 1866 par HÉROUARD (*Journal de Pharmacie et de Chimie*, 1866, I, p. 324-332).

(4) MATTHŒUS SILVATICUS. — *Opus pandectarum medicinæ* Vis *Cretamus* et *Crithimon*.

nistes des xvᵉ et xvɪᵉ siècles (1), *crithmum, crithmus, creta marina, salsa marina, baticula (quasi parva batis), fœniculum marinum, calcifraga, herba sancti Petri,* etc. ; les Français (2), *croite marine, creste marine, criste marine, christe marine, bacile, bacille, basille, fenouil marin, passe-pierre, perce pierre, herbe de St-Pierre, sampierre,* etc. ; les provençaux, *bacilo, fenoui-de-mar, sausseiroun ;* les Italiens, *cretamo, critamo, bacicci, herba di San Pietro, finocchio marino,* etc. ; les Espagnols, *hinojo marino, perexil de la mar,* etc. ; les Portugais, *calcifraga de Lobelio, funcho marinho, perrexil do mar, crithmo, crethmo* ; les Anglais, *samphire, samphier, sampire, rocke-sampire, rock-samphire, sea-samphire, crestmarine,* etc. ; les Allemands, *Meerfenchel, Seefenchel, Bacillenkraut, Bacillen, Seebacillen,* etc. ; les Hollandais, *Zeevenkel, Steenvenkel,* etc., etc.

Hɪᴘᴘᴏᴄʀᴀᴛᴇ (3) parle de la criste marine, qu'il appelle κρῆθμον dans plusieurs de ses ouvrages. Et d'abord dans celui qui traite du régime (περὶ διαίτης), il donne le suc de la criste marine comme un excellent diurétique ; puis dans ses livres sur la nature de la femme (περὶ γυναικείης φύσιος) et sur les maladies des femmes (γυναικεων πρῶτον και δεύτερον), il ordonne tour à tour la plante, la graine, la racine et surtout l'écorce de la plante, pilés et pris généralement dans du vin. Le poète Nɪᴄᴀɴᴅʀᴇ (4) a mis au nombre des thériaques (θηριακά) le κρῆθμον que Jacques Gʀᴇᴠɪɴ (5), son traducteur, appelle en français « criste marine ».

(1) Bᴀᴜʜɪɴᴜs (Caspar). — Πιναξ *theatri botanici.* Basileæ, 1671, p, 288.

(2) Rᴏʟʟᴀɴᴅ (Eugène). — *Flore populaire,* t. VI, p. 148, Paris, 1906.

(3) Hɪᴘᴘᴏᴄʀᴀᴛᴇ. — *Œuvres complètes,* texte grec et traduction française par E. Lɪᴛᴛʀᴇ, t. VI, p. 563 ; t. VII, p, 315, 343, 353, 359 ; t. VIII, p. 23, 83, 177, 385, Paris, 1849-1853.

(4) Nɪᴄᴀɴᴅʀɪ. — *Theriaca, interprete Jo. Gorrœo,* p. 14, Paris, 1622.

(5) *Les œuvres de* Nɪᴄᴀɴᴅʀᴇ, *médecin et poète grec, traduites en vers françois...* par Jacques Gʀᴇᴠɪɴ, de Clermont en Beauvaisis, médecin à Paris ; p. 57, Anvers, 1567.

COLUMELLE (1) a énuméré, parmi les herbes que l'on peut confire dans du vinaire et manger comme condiments, le *batis*, qui n'est autre que la criste marine. Son traducteur, Claude COTEREAU (2), a rendu ce mot latin par *bacille*.

DIOSCORIDE (3) a consacré au κρῆθμον un chapitre de son traité de la matière médicale (περὶ ὕλης ἰατρικῆς), que Martin MATHÉE (4) a traduit en français de la façon suivante : « la *creste marine*, que les grecs appellent *crithmon* ou « *critamon*, est une herbe branchue pleine tout au tour de « fueilles, qui croist à la hauteur presques d'une coudée. « Elle naist sur la marine et ès lieux pierreux, avec force « fueilles, salées au goust, grasses blanchastres, comme « celle du pourpier, jaçoit qu'elles soient plus larges et « plus longues. Elle produit les fleurs blanches. La grène « est comme celle du rosmarin, tendre, odoriférente et « ronde. Elle se rompt quand elle est seiche, et ha par le « dedans un noyau semblable au grain du fourment. Les « racines qui sont tantost trois, tantost quatre, sont grosses « d'un doigt, et rendent au flairer une plaisante et « agréable odeur. La décoction de la racine des fueilles et « de la grène, faicte en vin et beue, vaut aux angoisses « de l'urine, à la jaunisse, et pour provoquer le flux menstrual. L'on mange la *creste marine* crue et cuicte, comme les autres herbes de jardin, et outre cela l'on la « mange en saumure. »

(1) COLUMELLA. — *De re rustica, lib. XII, cap. VII (Libri de re rustica*, p. 360, Paris, 1533.)

(2) *Les douze livres de Lucius Junius Moderatus* COLUMELLA *des choses rustiques*, trad. par Claude COTEREAU, *chanoine de Paris*, p. 510, Paris, 1555.

(3) DIOSCORIDIS. — *Anazabei de materia medica libri quinque*. Edidit Max WELMANN, t. I, p. 201, Berlin, 1907.

(4) *Les six livres de Pedacion* DIOSCORIDE *d'Anazarbe, de la matière médicinale, translatez de latin en françois* (par Martin MATHEE), p. 141, Lyon, 1553.

Pline (1) a parlé de la *criste-marine* (qu'il appelle tantôt *batis*, tantôt *crethmum*, tantôt *crethmos*) dans plusieurs livres de sa Naturalis Historia, mais surtout dans le xxvi°, où on lit ce qui suit : « Eadem vis crethmo ab « Hippocrate admodum laudata. Est autem inter eas quæ « eduntur silvestrium herbarum, — hanc certe apud Cal- « limachum adponit rustica illa Hecale, — speciesque « batis hortensiæ. Caulis unus palmum altus, semen fer- « vens odoratum ceu libanotidis, rotundum ; siccatum « rumpitur, habet intus nucleum candidum quem aliqui « cachrym vocant. Folia pinguia albicant velut olivæ, « crassiora et salsa gutu ; radices digiti crassitudine tres « aut quatuor. Nascitur in maritimis petrosis. Estur cru- « dum coctumve cum olere, odorati saporis et jucundi ; « servatur etiam in muria ; præcipui usus ad stranguriam « folio vel caule vel radice ex vino ; colorem quoque cor- « poris gratiorem facit, verum æquo largior inflationes ; « alvum solvit decocto, urinam et a renibus humorem « trahit ».

Littré (2) a traduit ce passage de Pline, de la façon suivante : « La même propriété (de calmer les douleurs de « la vessie) appartient au *crethmos* (*crithmum mariti-* « *mum* L.) beaucoup vanté par Hippocrate. Il est du nom- « bre des plantes sauvages qui se mangent ; du moins « c'est le mets que sert, dans un poème de Callimaque, la « villageoise Hécale. Le *crethmos* est une espèce voisine « de *batis* des jardins. La tige est unique, haute d'un « palme ; la graine est odorante, ronde comme celle du « *libanotis* (3) ; sèche elle se brise : dans l'intérieur elle a

(1) C. Plini Secundi. — *Naturalis Historia libri.* XXXVII, *libri*, 21, 25, 26 et 27.

(2) *Histoire naturelle* de Pline, avec la traduction en français par E. Littré, t. II, p. 209, Paris, 1850.

(3) Le *libanotis* de Dioscoride et de Pline a été identifié avec le *Cachrys Libanotis* L., par Sprengel dans son édition grecque-latine de Dioscoride : *Dioscoridis, Tomus secundus*, p. 526, Leipzig, 1830. Les anciens l'avaient identifié avec le romarin.

« un noyau blanc, nommé par quelques-uns *cachrys*. La
« feuille est grasse, blanchâtre comme celle de l'olivier,
« plus épaisse, d'une saveur salée. Les racines grosses
« comme le doigt, sont au nombre de trois ou quatre. Il
« croît sur le bord de la mer dans les terrains pierreux.
« On le mange crû ou cuit, avec le chou ; le goût et le par-
« fum en sont agréables. On le garde même dans la sau-
« mure. On l'emploie surtout pour la strangurie : on se sert
« de la feuille, ou de la tige, ou de la racine, dans du
« vin. Il donne aussi à la peau une couleur plus agréable ;
« mais, pris en trop grande quantité, il cause des fla-
« tuosités. En décoction, il relâche le ventre et fait cou-
« ler l'urine et l'humeur des reins ».

PLINE distingue le *crethmos* du *batis* des jardins, alors
que les deux ne font qu'une seule et même plante. Après
lui, la plupart des botanistes ont, jusqu'au xixᵉ siècle,
décrit deux et même plusieurs espèces de *crithmum maritimum,* la cultivée et la spontanée, celle-ci ayant été
divisée en grande et petite.

GALIEN (1) ne s'est pas étendu longuement sur le κρῆθμον ;
ce qu'il en a dit a été reproduit en latin dans le dictionnaire de matière médicale intitulé *Hortus sanitatis,* dont
une traduction française parut à la fin du xvᵉ siècle. Voici
dans quels termes on y parle de la criste marine : « Galien
« au viiᵉ livre des simples médicines, au chapitre de *cre-
« tano. Cretanus* (2) est aucunement trouvé salé quant il
« est gousté, ensemble avecques une subtille qualité. Par
« quoy la vertus d'icelluy est abstersive, et semblable-
« ment exsiccative. Le plus débile est celluy qui croist le
« plus loing de la mer (3) ».

(1) GALENI. — *Opera omnia,* ed. C. G. Kühn, t. XII, p. 44, Leipzig.
1826

(2) *Cretanus, cretanos* et *cretanum* sont les noms latins donnés au
κρῆθμον par les médecins de l'Ecole de Salerne.

(3) *Hortus sanitatis translaté de latin en françois,* 1ʳᵉ partie, fol. 61 a.

Oribase (1), Aétius (2) et Paul d'Egine (3) n'ont fait
que répéter ce que leurs devanciers avaient dit de la criste
marine.

Le médecin salernitain Platearius, que Salvatore de
Renzi (4) appelle « Matteo Plateario juniore » et fait vivre
au milieu du xii° siècle, a publié un dictionnaire de matière
médicale, connu sous le titre de *Circa instans* (5), dans
lequel on trouve à la lettre C (art. XXVII), un chapitre
traitant du *cretanus*, c'est-à-dire de la criste marine. Ce
chapitre se retrouve *in extenso*, traduit en français dans
le fameux manuscrit du xv° siècle, dit : *Les Secrets de
Salerne*, dont il existe de nombreuses copies, et dans les
incunables intitulés : *Arbolayre* (6) et le *Grant Herbier
en françoys* (7), qui furent fréquemment réimprimés au
xvi° siècle. Il est ainsi conçu dans l'*Arbolayre* : « *Cretanus*
« c'est croite marine. Elle est chaude et seiche ou tier
« degré, et c'est une herbe qui croit en lieux environ la
« mer. Elle a vertu très diurétique et provocative d'orine
« qui luy vient pour la subtilité de sa substance. Contre
« empêchement d'orine comme est strangurie et dissurie,

(1) *Œuvres d'*Oribase, texte grec et traduction française par Busse-
maker et Daremberg, t. II, p. 652 (Páris, 1854). Dans cet ouvrage,
κρῆθμον a été traduit par *fenouil de mer*.

(2) Aetii, *medici graeci contractæ ex veteribus medicinæ Tetrabiblos*,
Lyon, 1560, p. 183,

(3) Pauli Æginetae. *Pharmaca simplicia, Orthone Brunfelsio interprete*. Paris, 1532, p. 77.

(4) Renzi. — *Storia documenta della Scuola medica di Salerno*, 2° éd.,
Napoli, 1857, p. 302.

(5) *Liber de simplici medicina secondum Platearium, dictus Circa
instans*. Ce livre a été imprimé à la fin du xv° siècle et au commencement du xvi°, soit à la suite de la *Pratica Jo. Serapionis*, soit à la suite
de certaines éditions du *Dispensarium Nicolai Praepositi*.

(6) *Arbolaire contenant la qualitey et virtus, propriétey des herbes,
arbres, gommes et semences, extrait de plusieurs tratiers (sic) de médecine,
comment d'Avicenne, de Rasis, de Constantin, de Ysaac et Plateaire,
selon le commun usaige bien correct* (Besançon, vers 1489), fol. 75,
a signé L. 3.

(7) *Le Grant Herbier en Françoys* est la réimpression de l'*Arbolayre*
sous un autre titre.

« et aussi contre la pierre et contre passion yliaque, soit
« ceste herbe cuite en grant quantité avec eaue salée et
« vin et huile, en laquelle eaue le patient se baingne
« jusque à nombril. Et se on ne le peut avoir en si grant
« quantité, soit l'erbe cuite et mise en aucune manière
« d'emplaistre sur les lieus doulans. User de ceste herbe
« ou de l'eaue où l'on la cuite, provoque très fort orine.
« Contre trancheson de ventre, soit cuite en eaue salée,
« de laquelle eaue avec miel et huile soit fait clistère;
« mais en devant soit fait clistère mollificatif ».

Le glossaire salernitain, connu sous le nom d'*Alphita* (1),
mentionne la criste marine dans les termes suivants :
« *Cretanus*, id est creta marina, herba est ».

Les dictionnaires latins de Simon Januensis et de
Matthaeus Silvaticus (2) la décrivent : le premier au
mot *cretanus* ; le second au mot *crithimon*.

Le médecin arabe Ibn El-Beithar (3) a transcrit dans
son *Traité des simples* (chapitre 1750), ce que Dioscoride
et le *Livre de l'Agriculture* avaient dit de la criste
marine ; il ajoute que cette plante est connue à Malaga,
en Espagne, sous le nom de *corne de cerf*.

Piero dès Crescenzi indique dans son *Liber ruralium
commodorum* (4), un synonyme de *cretanus*, que l'on ne
rencontre que dans la langue italienne ; c'est *rinci
marini*, expression qui a été traduite en italien par *ricci*

(1) L'*Alphita* a paru pour la première fois dans le tome III, p. 286, de
la *Collectio Salernitana* publiée par Salvator de Renzi (Naples, 1854).
Mowat en a donné une nouvelle édition dans la collection des *Anecdota
Oxoniensia* (Oxford, 1887, p. 39).

(2) Simon Januensis, *Clavis sanationis*. Matthæus Silvaticus, *Opus
pandectarum medicinæ*. On a publié de nombreuses éditions de ces
deux dictionnaires au xvᵉ siècle et au xviᵉ siècle.

(3) *Le Traité des simples* d'Ibn El-Beithar, traduit en français par le
Dr L. Leclerc, forme les tomes 23, 25 et 26 des *Notices et extraits des
manuscrits de la Bibliothèque Nationale* (Paris, 1877-1883). Le chapitre
du *Qirithmon* (criste marine) se trouve à la page 66 du tome 26.

(4) *Liber ruralium commodorum a Petro* de Crescentiis, lib. VI,
cap. XXXIX.

marini (1), et en français par *ricz marin* (2) et *ris marin* (3). Le mot *riccio*, qui vient du mot latin *ericius*, a plusieurs sens : d'abord celui de *hérisson*, puis celui de *bogue* ou enveloppe piquante de la chataigne, ensuite celui de *frison de cheveux*; enfin d'après Antoine OUDIN (4), c'est encore « une sorte d'herbe qui croist sur le bord de la mer ».

Au XVIe siècle, nombreux sont les auteurs qui dans leurs livres ont traité du *Crithmum* : HERMOLAUS BARBARUS (5), Marcellus VERGILIUS (6), Petrus-Andreas MATTHIOLUS (7), Amatus LUSITANUS (8), Janus CORNARIUS (9), et en général tous les commentateurs de Dioscoride ; Otho BRUNFELSIUS (10), Joannes RUELLIUS (11), Theodoricus DORSTENIUS (12), Adamus LONICERUS (13), Rembertus DODONAEUS (14), et bien d'autres botanistes.

(1) *Trattato della agricoltura di Piero* de CRESCENZI, *translato nella favella Fiorentina*, t. II, p. 271 (Verona, 1851).

(2) *Le livre des profitz champestres et ruraulx*, fol. CXXI[a].

(3) *Le bon Mesnager*, Paris, 1533, fol. XCV[b].

(4) OUDIN, Antoine.—*Dictionnaire italien et françois*, Paris, 1663, p. 412.

(5) DIOSCORIDIS. — *De Medicinali materia a Barbaro latinitate donati libri*, V. Venetiis, 1516 : *Corollarium*, fol. 52 a.

(6) DIOSCORIDAE. — *De materia medica libri*, V. interprete *Marcello Vergilio. Coloniae*, 1529, p. 264.

(7) MATTHIOLI. — *Commentarii in VI libros Pedacii Dioscoridis de materia medica*. Venetiis, 1553, p. 255.

(8) *In Dioscoridis. De medica materia libros Venarrationes eruditissimæ*, AMATI LUSITANI. Argentorati, 1554, p. 259.

(9) DIOSCORIDIS. — *De materia medica libri V, Jano Cornario interprete*. Basileæ, 1557, p. 172.

(10) BRUNFELSIUS, Otho. — *Novi herbarii tomus II*. Argentorati, 1537, p. 112 et 209. Ce tome contient une partie rédigée par COLLINUTIUS, dans laquelle le *Crithmum* est appelé : *empetrum, sampetra, basichia, baticula, rumpisaxum*, etc.

(11) RUELLIUS, Joannes.— *De natura stirpium libri tres*. Parisiis, 1536, p. 491.

(12) DORSTENIUS, Theodoricus.— *Botanicon*, Francofurti, 1540, fol. 93 b.

(13) LONICERUS, Adamus. — *Naturalis historiæ opus novum*. Francofurti, 1551, fol. 257 a et b.

(14) DODOENS, Rembert.— *Histoire des plantes, traduite de bas aleman en françois par Charles de l'Escluse*. Anvers, 1557, p. 398. *Cruydt-boeck*, Antwerpen, 1644, p. 1103.

Tous ont admis les deux variétés de *Crithmum* décrites par PLINE : l'une spontanée et l'autre cultivée.

Dans son livre de *l'Agriculture et Maison rustique*, Charles ESTIENNE ne parle que de la variété cultivée. « Percepierre, autrement nommée criste marine, dit-il, « se sème en lieu fort sec et sablonneux, et demande du « commencement estre fort arrousée. Qui en veut avoir la « graine, faut laisser croistre l'herbe à perfection, puis « faire seicher sa graine à la sorte du grain de blé. L'on « la peut confire en vinaigre et sel en mesme sorte que « l'on confit le pourpier, et telle est souveraine pour la « difficulté d'urine, pour la jaunisse, pour rompre le calcul, « et pour exciter l'appétit si on en use au commencement « du repas. Au défaut de celle qui sera confite en vinai- « gre, l'on peut faire décoction de la fueille, de la racine, « ou de la semence, en vin, pour en user en mesme ma- « ladie (1) ».

Le génial « inventeur des rustiques figulines », Bernard PALISSY, qui, en 1544, leva le plan des marais salants de la Saintonge, a rappelé, dans ses *Discours admirables* (Paris, 1580, p. 173), que le *Crithmum* abondait dans cette province et qu'il y était fort apprécié. « Dans les « rochers des isles de Xaintonge, dit-il, l'on y cueille aussi « de la criste marine, autrement appelée perce-pierre, « laquelle a une merveilleuse bonté et senteur, à cause « de la vapeur de la mer. Quand elle est fraische, les « sallades en sont fort bonnes, et plusieurs en font confire « pour toute l'année. A Paris, quelques uns ont planté « ladite criste-marine ; mais elle n'a garde d'avoir la bonté « de celle qui vient naturellement sur les rochers limitro- « phes de la mer ».

Dans son *Théâtre d'Agriculture* (2), publié pour la pre-

(1) ESTIENNE (Charles). — *L'agriculture et Maison rustique*, fol. 67, b. Paris, 1567.

(2) *Le Théâtre d'Agriculture et Mesnage des champs* d'Olivier de SERRES, seigneur du Pradel, p. 536 et 845, Paris. 1600.

mière fois en 1600, Olivier DE SERRES indique la manière de cultiver et de confire les « bazilles », qu'il distingue de la « chreste-marine » et du « fenouil marin ».

Cinquante ans après, Jean BAUHIN et CHERLER (1) résument à peu près tout ce que l'on a écrit sur le *Crithmum* ; de plus, ils discutent les opinions émises par leurs prédécesseurs et exposent tout ce qu'ils savent sur les diverses plantes ainsi appelées.

En 1732, la Faculté de médecine de Paris publie la troisième édition du *Codex medicamentarius* (2), revue, corrigée et surtout considérablement augmentée. En tête de ce livre, elle introduit une nouveauté : l'*Index medicamentorum simplicium tam in Codicis Parisiensis compositiones, quam in usum familiarem adhibendorum*, lequel ne comprend pas moins de CXXVJ pages. On y trouve à la page xlij, le *crithmum hortense*, qui fut maintenu tant dans la Pharmacopée Parisienne que dans la Française jusqu'en 1837 (3). On le trouve également au nombre des herbes et des feuilles officinales, dans les éditions 5e et 6e de la Pharmacopée Wurtembergeoise (*Pharmacopoea Wirtenbergica*), publiées à Stuttgart en 1786 et en 1798.

Bien qu'il soit retranché des pharmacopées officielles depuis de longues années, le *Crithmum* continue à être mentionné dans les encyclopédies pharmaceutiques : L'*Officine* de Dorvault (4), *Real Enzyklopädie der gesamten Pharmazie* (5), etc., comme condiment.

(1) BAUHINUS (Johannes), CHERLERUS et CHABRŒUS. — *Historiæ plantarum universalis, tomus III, pars II,* p. 193-196, Ebroduni, 1651.

(2) *Codex medicamentarius, seu Pharmacopoea Parisiensis*, Parisiis, 1732.

(3) La 4e édition du *Codex* a été publiée en 1748, et la 5e en 1758 ; elles diffèrent peu de la 3e. La première édition du *Codex medicamentarius sive Pharmacopoea Gallica* a paru en 1818 ; elle a été en vigueur jusqu'en 1837.

(4) DORVAULT. — L'*Officine*, 14e édition, p. 402, Paris, 1898.

(5) *Real-Enzyklopadie der gesamtem Pharmazie*, 2, Auflage, herausgegeben von J. MŒLLER und H. THOMS, t. IV, p. 167. Berlin und Wien, 1905.

Mais je doute qu'à ce titre il ait beaucoup de vogue, à Paris du moins, car il figure sur de très rares prix-courants de marchands de comestibles (1).

« Comme assaisonnement, dit Cazin (2), le (*sic*) perce-pierre confit dans le vinaigre stimule l'organe du goût et facilite la digestion. On en fait grand usage dans les cantons maritimes. Il est regardé comme diurétique et antiscorbutique, bien qu'il soit à peine connu comme médicament. Lavini (3) considère son huile essentielle comme un bon vermifuge. Le suc de ses feuilles lui a paru avoir la même propriété, ainsi que la plante appliquée sur le ventre, en forme de cataplasme ».

(1) Le prix-courant pour 1909 de la maison Moitrier (de Metz), établie à Paris, 28, rue de Châteaudun, mentionne, p. 19, parmi les « Condiments et sauces » : « Passe Pierre (christe marine), le flacon 0 fr. 90 centimes ». La maison Félix Potin ignore ce produit.

(2) Cazin (F.-J.). — *Traité pratique et raisonné des plantes médicinales indigènes et acclimatées*, 5ᵉ édition, p. 357, Paris, 1886.

(3) Lavini (Giuseppe). — Ricerche chimiche e mediche sul *Crithmum maritimum (Memorie della Reale Accademia della Scienze di Torino*, t. XXV, p. 13-20, Torino, 1820).

DEUXIÈME PARTIE.

Etude botanique.

CHAPITRE PREMIER.

Organographie florale et description.

Le *Crithmum maritimum* L. est classé par Rouy et Camus, dans leur *Flore de la France* (1), parmi les *Ombellacées*, dans la sous-tribu des *Fœniculées*. Ces auteurs donnent les caractéristiques et la description suivante du genre *Crithmum* et du *Crithmum maritimum* L. en particulier.

« Calice à limbe presque nul. Pétales suborbiculaires,
« entiers, roulés en dedans avec un lobule obové. Fruit
« ovoïde, méricarpe à bords contigus, à côtes saillantes,
« carénées, tranchantes, les latérales un peu plus larges,
« pourvu de nombreux canaux sécréteurs ; péricarpe spon-
« gieux, involucre et involucelles polyphylles.

« Souches à divisions longuement rampantes. Plante
« glabre, d'un vert glauque. Tige de 5-30 centimètres,
« dressée ou ascendante, flexueuse en zig-zag, striée,
« simple ou rameuse. Feuilles charnues, 2-3 pennatisé-
« quées, à segments linéaires-lancéolés, atténués à la
« base, aigus, étalés ; les inférieures pétiolées. Ombelles

(1) T. VII, p. 200.

« brièvement pédonculées, à rayons nombreux, épais,
« striés. Involucres et involucelles à folioles lancéolées-
« aiguës, réfléchies. Fleurs blanchâtres, styles dressés,

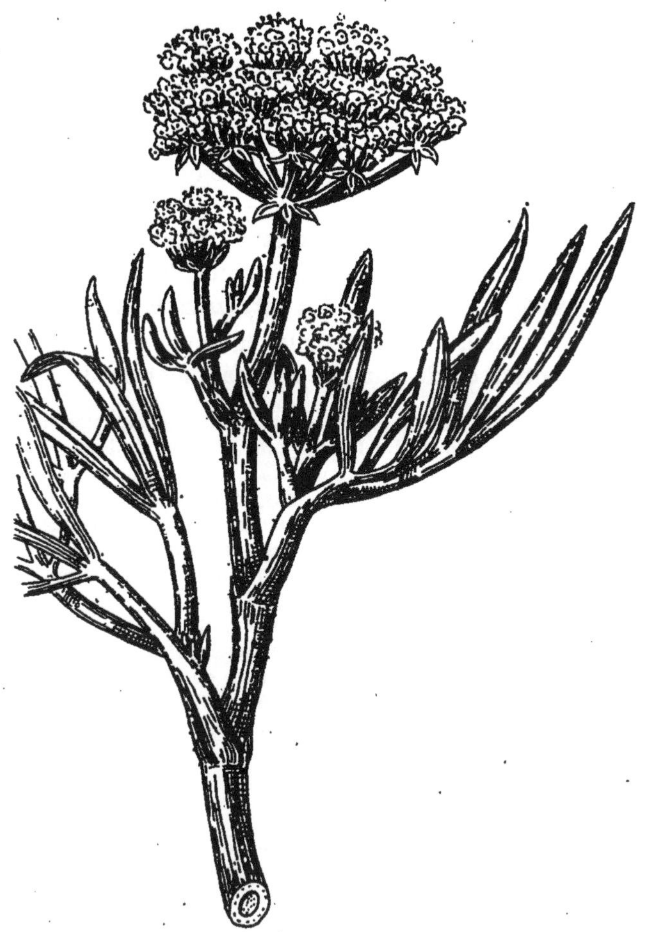

FIG. 1. — Extrémité d'un rameau de *Crithmum maritimum* L.

« plus courts que le stylopode. Fruits assez gros. Juillet-
« novembre.

« *Habit*. — Rochers des côtes de l'Océan et de la Mé-
« diterrannée.

« *Aire géographique*. — Europe littorale, occidentale et
« méridionale ; Chypre, Lycié, Syrie, Palestine, Afrique
« septentrionale, jusqu'aux îles Madères et Canaries (1).

Sprengel (2) réunit le genre *Crithmum* au genre *Cachrys*
et dénomme donc le *Crithmum maritimum*, *Cachrys
maritima*. Géneau de Lamarlière (3), dans l'étude du
fruit du groupe des *Seseli*, rapporte et confirme cette opinion.

Le genre *Crithmum* ne contient qu'une seule espèce qui
est celle qui nous occupe. Au point de vue anatomique,
Baillon (4) la rapproche des *Æthusa* à cause du mésocarpe spongieux existant dans les deux genres, ainsi que
de la position et du nombre des bandelettes de son fruit.

(1) Le *Crithmum maritimum* pousse par touffes compactes sur la grève
elle-même et pour ainsi dire le plus près possible de la mer, parmi les
rochers éboulés, les vieilles digues aux pierres disjointes ; elle vient
rarement sur la pente du côté de la mer, exposée aux submersions, mais
bien au revers, du côté de la terre, sur une zône excessivement étroite,
large de 1 m. à 1 m. 50 au plus. Il est rare que ces bandes de Criste
marine s'éloignent de plus de 3 ou 4 mètres de la crête qui sépare le côté
marin du côté terrestre.

(2) Sprengel. — Umbelliferarum dueno disponendarum Prodomus,
1813. — Et : Species Umbelliferarum minus cognitæ, 1818, p. 20.

(3) Geneau de Lamarlière.— Thèse Fac. de Paris : Recherches mor-
phologiques sur la famille des Ombellifères, 24 juin 1893.

(4) Baillon.— Histoire des plantes, t. VII, p. 112.

CHAPITRE II.

Germination.

D'après Géneau de Lamarlière (1), la germination s'effectue dans un délai maximum de 3 mois et sa marche générale est identique à celle des *Daucus* :

« La première portion de la plantule qui sort de terre
« est la tigelle recourbée en anse de panier. Elle ne tarde
« pas à se redresser en soulevant les cotylédons, souvent
« encore entourés des enveloppes du fruit et d'un reste
« d'albumen non digéré. La racine est filiforme et peu
« ramifiée.

« Les cotylédons du *Crithmum maritimum* sont longs
« et étroits, plus ou moins linéaires ; la nervation en est
« simple ; il n'y a que la nervure médiane et deux nervu-
« res marginales réunies par de fines anastomoses. La
« première feuille est entière. »

(1) Géneau de Lamarlière. — *Loc. cit.*, p. 117 et 25.

CHAPITRE III.

Morphologie, anatomie, histologie.

A. — *Rhizome et Racine.*

La partie souterraine de l'axe du *Crithmum mariti-mum* L. est, d'après Géneau de Lamarlière (1), identique à celle de l'*Imperatoria Ostruthium*, et voici la description qu'il fait de cette dernière :

« A l'état adulte, on ne trouve pas de pivot dans ces
« espèces. La partie souterraine est formée d'entre-nœuds
« longs de deux à trois centimètres. Chaque nœud porte
« une feuille scarieuse courte et engainante qui est l'équi-
« valent de la gaine des feuilles aériennes dont le limbe a
« avorté. On peut voir souvent des rudiments de limbe à
« l'extrémité de la feuille scarieuse. A l'aisselle de ces
« écailles, et par conséquent au-dessus du nœud, se
« développe un bourgeon qui, généralement, s'allonge en
« rameau et prend la même forme que la portion du rhi-
« zome sur laquelle il est né. Un peu au-dessous de la sail-
« lie formée par le nœud, et sur tout le pourtour, naît un
« cercle de racines latérales effilées. Toutes les ramifica-
« tions du rhizome suivent une marche horizontale, à quel-
« ques centimètres au-dessous du sol. Ce sont donc des
« drageons.

« Quand le bourgeon qui les termine a produit 15 à 20
« entre-nœuds, il se relève obliquement et il émerge du
« sol. Les entre-nœuds qu'il produit alors sont très courts
« et les feuilles de cette région sont insérées très près les

(1) Géneau de Lamarlière.— *Loc. cit.*, p. 120.

« unes des autres, de manière à former une rosette radi-
« cale. Cette portion de rhizome diffère encore du drageon
« par un diamètre plus fort. Les premières feuilles pro-
« duites sont constituées presque entièrement par la
« gaine : le limbe est atrophié et le pétiole manque com-
« plètement. Dans les feuilles suivantes, on voit se déve-
« lopper peu à peu ces deux parties et elles finissent par
« prendre le dessus sur la gaine.

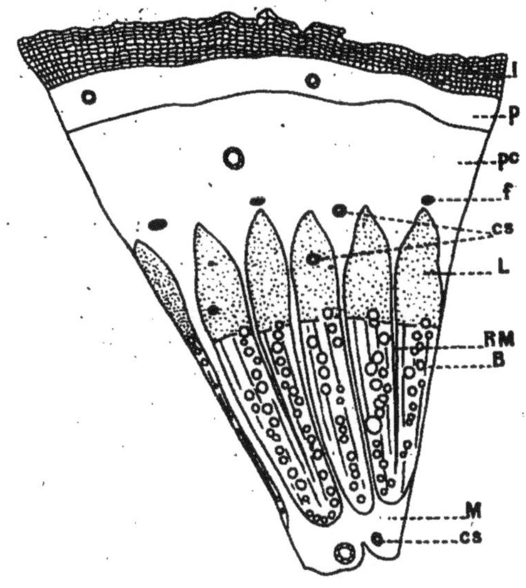

Fig. 2. — Schéma de la coupe transversale du **Rhizome**. — *l*, liège ;
p, phelloderme ; *pc*, parenchyme cortical ; *f*, paquets de sclérenchyme péricyclique ; *cs*, canaux sécréteurs ; *L*, liber ; *RM*, rayon médul-
laire ; *B*, bois ; *M*, moelle.

« Les bourgeons des jeunes drageons qui sont sortis du
« sol vers le printemps ne donnent pas de tige fructifère
« la première année, mais seulement des feuilles radicales.
« Ce n'est que dans le courant de la 2e ou 3e année qu'ap-
« paraît la tige aérienne. Pendant ce temps, le drageon
« s'est fortifié et a acquis 1 centimètre de diamètre envi-
« ron ; sa couleur, de blanche qu'elle était, devient
« grise.

« On comprend maintenant que la plante n'ait pas besoin
« de pivot ; puisque ses diverses ramifications ont la
« faculté d'aller chercher leur nourriture à une certaine
« distance de leur point d'origine.

« Les parties anciennes se détruisent et tous les rameaux
« qui sont issus d'un même tronc primitif sont mis en
« liberté par la destruction de celui-ci ; ils constituent
« alors autant d'individus distincts. Ces espèces se multi-
« plient donc par voie végétative ».

Rhizome. — Les caractères histologiques du rhizome
sont les suivants :

Périderme très distinct du reste de l'écorce primaire,
donnant un phelloderme assez épais, qui contient des
canaux sécréteurs, ce que ne signale point Géneau de
Lamarlière (*l*, *p*, Fig. 2):

La *zone corticale*, qui possède également des canaux
sécréteurs, est limitée vers l'intérieur par une *région péricyclique* indiquée par des îlots formés de 2 ou 3 éléments
scléreux (*f*.), accolés, qui coiffent des *cones libériens*, pour-
vus, eux aussi, de canaux sécréteurs non accompagnés
d'éléments fibreux (1).

Le *bois* renferme des vaisseaux nombreux, de grand
diamètre, de section polygonale, et assez régulièrement
disposés en files radiales. Le parenchyme et les rayons
médullaires de ce bois sont lignifiés, sauf dans les formations automnales où ils restent, en grande partie au moins,
cellulosiques, ce qui rend très visibles les couches annuel-
les. La *moelle*, enfin, est résorbée en son centre ; et il ne
subsiste que les parties de parenchyme entourant immé-
diatement les canaux sécréteurs qui forment, en dedans du
bois primaire et presque en contact avec lui, un cercle
régulier. Avec Géneau de Lamarlière, nous signalerons

---

(1) Géneau de Lamarlière (*Loc. cit.*, p. 120), dit : « Le liber secondaire montre de nombreux canaux sécréteurs et quelques paquets de
fibres de sclérenchyme ».

« quelques cloisonnements dans les cellules de la moelle ;
mais le processus de division est trop lent pour arriver à
combler le vide qui tend à se produire par suite de la
croissance. »

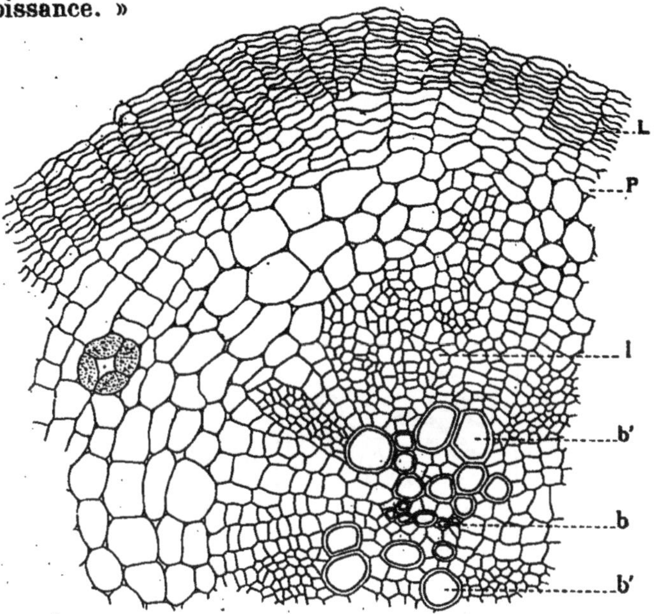

Fig. 3. — Coupe transversale de la **Racine adventive**. — *L*, liège ;
P, phelloderme ; *l*, liber ; *b*, bois primaire entouré d'amas ligneux de
formation postérieure ; *b'*,

Racines adventives. — Comme dans toutes les ombellifères, elles sont construites sur le type binaire. Elles
sont très peu développées et présentent rarement des
formations libéroligneuses secondaires, qui sont toujours
très réduites.

L'*assise subérophellodermique* (*l, p*, Fig. 3). a donné
un liège assez développé et un phelloderme réduit à quelques assises de cellules peu distinctes de leurs voisines
du *parenchyme cortical primaire*. Ce dernier, très peu
épais, lâche, contient de gros canaux sécréteurs situés
en face des rayons médullaires primaires (Fig. 3). Le centre

est occupé par un massif arrondi de gros vaisseaux poly-
gonaux. Ces gros vaisseaux sont du métaxylème (*b*, Fig.3),
développé sur les flancs des deux faisceaux primaires très
réduits (*b'*, Fig. 3), et souvent même légèrement écrasés
entre les deux masses du métaxylème. Cette disposition si
particulière du bois par rapport aux îlots libériens primaires rend difficile à apercevoir, au premier abord, l'alter-
nance primordiale des faisceaux libériens et ligneux
primaires.

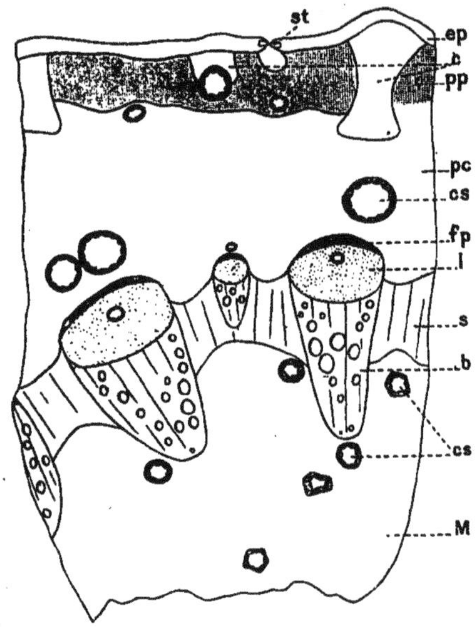

Fig. 4.—Schéma de la coupe transversale de la **Tige jeune**. — *St.* stomate ; *ep*, épiderme ; *c*, collenchyme ; *pp*, parenchyme palissadique
chlorophyllien : *pc*, parenchyme cortical incolore ; *cs*, canaux sécréteurs ; *fp*, arc scléreux périlibérien ; *l*, liber; *s*, bande de sclérenchyme réunissant ces faisceaux ligneux ; *b*, bois ; *M*, moëlle.

B. — *Tige.*

La *tige* est légèrement sillonnée et sa surface exté-
rieure vert glauque. Elle est dressée, flexueuse en zig-
zag, et présente à chaque nœud les restes de la feuille engainante qui s'en est détachée.

Structure de la tige jeune.— L'*épiderme* présente de nombreux *stomates* s'ouvrant chacun sur une petite *chambre aérifère* contenue dans un anneau de *parenchyme palissadique chlorophyllien* (*pp*, Fig. 4). Cet anneau est interrompu de place en place par des *amas de collenchyme sous-épidermique* (*c*) allongés radialement. Il contient, outre les chambres sous-stomatiques, des *canaux sécréteurs* tantôt dépourvus de tissu de protection, tantôt séparés de l'épiderme par une sorte de *calotte de collenchyme*. On n'observe point ici de canaux sécréteurs sous-épidermiques, comme il en existe dans la feuille ; mais seulement dans le *parenchyme cortical*, de nombreux canaux. Les uns sont périphériques et contigus au tissu chlorophyllien ; les autres, situés plus profondément, correspondent aux amas allongés de collenchyme sous-épidermique, que nous venons de citer, qui les protègent extérieurement ; d'autres, enfin, sont accolés intimement aux fibres péricycliques. La *région péricyclique* est en effet fort nettement différenciée, au-dessus de chaque gros faisceau libéroligneux, en nn arc plus ou moins continu de fibres se colorant mal par les réactifs de la lignine (*fp*). Quelquefois une portion de cet arc péricyclique fibreux disparaît pour faire place à un canal sécréteur assez volumineux, à section transversale elliptique. Entre les gros *faisceaux libéroligneux* se trouvent des faisceaux beaucoup plus petits et qui ne sont pas tous accompagnés d'une calotte protectrice péricyclique ; chaque îlot libérien des faisceaux mixtes primaires et secondaires contient un ou plusieurs canaux sécréteurs. Le *bois* est disposé assez nettement en forme d'arc, et même de V, dont les branches enserrent l'îlot libérien arrondi. De sorte que les faisceaux libéroligneux primaires rappellent assez, par leur aspect, ceux des Renonculacées, ou même ceux des Monocotylédones. Leurs parties ligneuses sont réunies par des *rayons médullaires* dont les cellules, à parois très épaissies, se colorent en violet par l'action du vert d'iode. De cette façon, les faisceaux libéroligneux, *toujours isolés*, et les rayons médullaires, plus ou moins lignifiés, semblent former un anneau sclérenchymateux continu entourant la moelle. C'est probablement cette disposition qui a fait dire à GÉNEAU DE LAMARLIÈRE que « les faisceaux sont quelquefois confluents par 2 ou par 3, et d'autre fois forment une couche continue et peu épaisse » (1).

La *moelle*, très abondante, contient, surtout dans son pourtour où ils sont accolés aux pointes de bois primaire, de nombreux canaux sécréteurs.

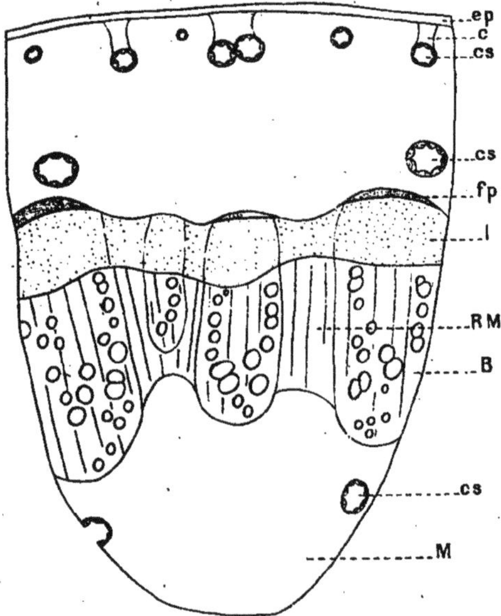

FIG. 5. — Schéma de la coupe transversale de la **Tige âgée**. — *St*, stomate ; *ep*, épiderme ; *c*, collenchyme ; *pp*, parenchyme palissadique chlorophyllien ; *pc*, parenchyme cortical incolore ; *cs*, canaux sécréteurs ; *fp*, arc scléreux périlibérien ; *l*, liber ; *s*, bande de sclérenchyme réunissant ces faisceaux ligneux ; *b*, bois ; *M*, moelle.

TIGE AGÉE. — La structure générale est restée la même, mais les cellules de l'anneau chlorophyllien ont perdu leur

(1) L. GÉNEAU DE LAMARLIÈRE. — *Loc. cit.*, p. 121.

aspect palissadique, si nettement accusé dans les tiges jeunes. Les canaux sécréteurs péricycliques sont comprimés et souvent difficiles à retrouver. Les fibres péricycliques sont complètement lignifiées, de même que les rayons médullaires, qui restent cependant distincts. Le bois secondaire est naturellement bien développé. La moelle, sans épaissir ses parois cellulaires, les a lignifiées, de telle sorte qu'à l'intérieur de la zone cambiale tous les tissus se colorent par le vert d'iode, sauf les cellules de bordure des canaux sécréteurs médullaires et le parenchyme conjonctif qui entoure les vaisseaux primaires du bois.

Sur la section transversale de la tige, on voit quelquefois des canaux sécréteurs très rapprochés. Et l'on peut se demander, comme MOYNIER DE VILLEPOIX l'a fait pour la feuille, si ce rapprochement n'indique pas une anastomose future. Nous ne croyons pas que des anastomoses semblables existent dans le parenchyme cortical des entre-nœuds de la tige du *Crithmum maritimum* L.

En effet, des coupes en séries sur une longueur de quelques centimètres ne nous ont montré aucune anastomose certaine. Nous n'y avons même jamais trouvé deux canaux voisins dont la séparation soit réduite à une seule cellule de bordure commune, comme le cas se présente fréquemment dans la feuille : ici, au contraire, ces éléments de l'appareil sécréteur sont toujours assez éloignés les uns des autres et séparés par plusieurs cellules parenchymateuses. D'autre part, des coupes longitudinales traitées par l'orcanette acétique, montrent que le trajet des canaux est sinueux et qu'il peut y avoir rapprochement et éloignement entre ces derniers, sans que pour cela il y ait nécessairement fusion.

C. — *Pétiole et feuille.*

Les *feuilles* sont isolées et engaînantes. Les nœuds inférieurs de la tige portent les traces de cette gaine après

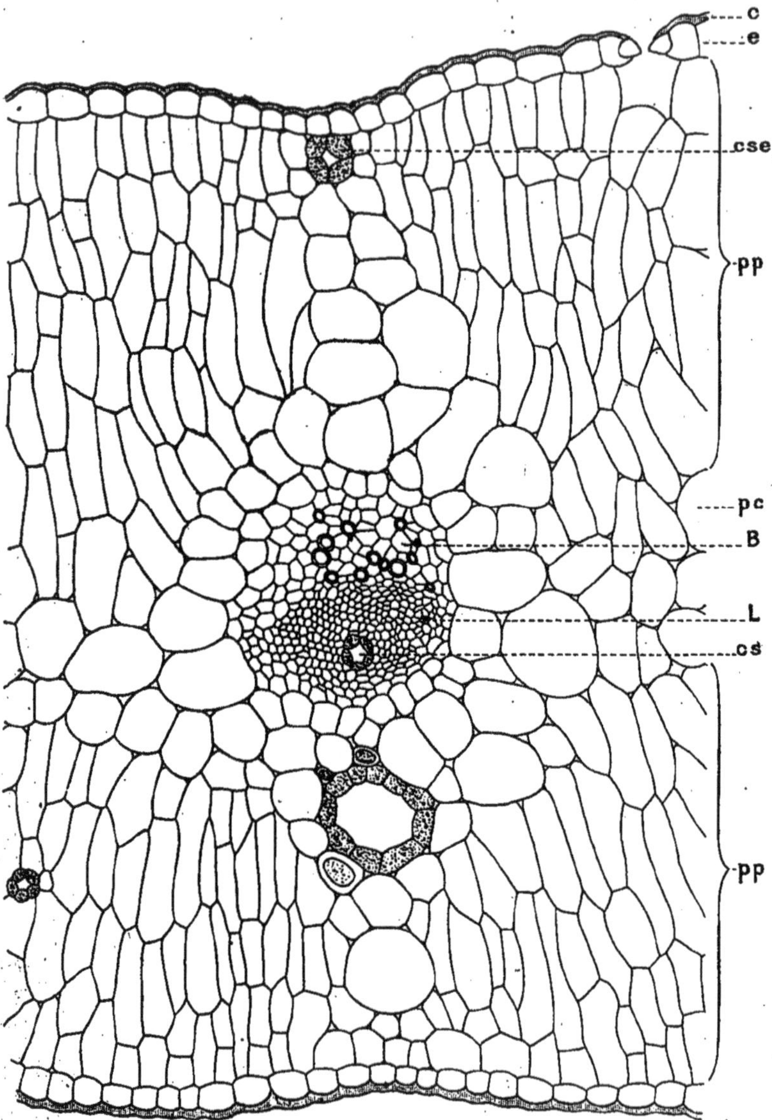

Planche I. — Coupe transversale du limbe foliaire. — c, cuticule ; e, épiderme ; cse, canal sécréteur sous-épidermique ; pp, parenchyme chl. palissadique ; cs, canaux sécréteurs mésophylliens.

la chute de la feuille. Elles sont profondément découpées, longuement pétiolées, bi ou tri-pennatiséquées, à segments linéaires, lancéolés, aigus, étalés ; leur texture est charnue, mais les plantes cultivées en dehors de leur milieu naturel, dans les jardins botaniques par exemple, ne présentent point ce caractère qui est une conséquence de leur mode de vie au voisinage de la mer (halophyte). La nervation des folioles est pennée. De la nervure centrale se détachent des nervures secondaires qui vont s'anastomoser près du bord de la feuille en une nervure marginale.

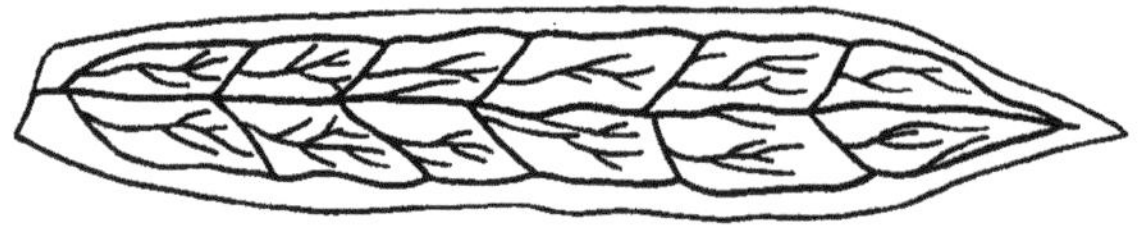

(FIG. 6. — Mode de nervation de la **Feuille**.

STRUCTURE HISTOLOGIQUE. — Si l'on fait des séries de coupes dans le pétiole, à sa base, en son milieu et en son sommet, puis dans la feuille à différents niveaux, on peut passer, par étapes, de la structure de la tige à celle de la feuille, et se rendre compte de toutes les dispositions histologiques de cette dernière.

Le système fasciculaire, à la base du pétiole, comprend 5 faisceaux libéroligneux, séparés, disposés suivant un demi-cercle, les faisceaux des deux extrémités de cet arc étant de beaucoup les plus petits. A l'extérieur du liber de chaque faisceau, il existe un gros canal sécréteur et l'on en trouve également dans le liber du faisceau central comme quelquefois dans celui de certains des faisceaux latéraux. Autour du faisceau vasculaire, le tissu est parenchymateux, et sous l'épiderme, interrompu par 4 gros îlots de parenchyme contenant des canaux sécréteurs et des chambres sous-stomatiques (fig. 8).

Au fur et à mesure qu'on se rapproche du limbe, on

voit augmenter la quantité du tissu palissadique chlorophyllien, d'abord par l'apparition de deux amas nouveaux
sur la face ventrale qui en était jusque là dépourvue
(Fig. 9); puis, par l'accroissement de volume, ces différents
îlots arrivent à confluer entre eux (fig. 10). De plus, 3
canaux sous-épidermiques se différencient : un dans le
mésophylle, en face du sillon ventral ; les deux autres
dans les îlots palissadiques de la face ventrale.

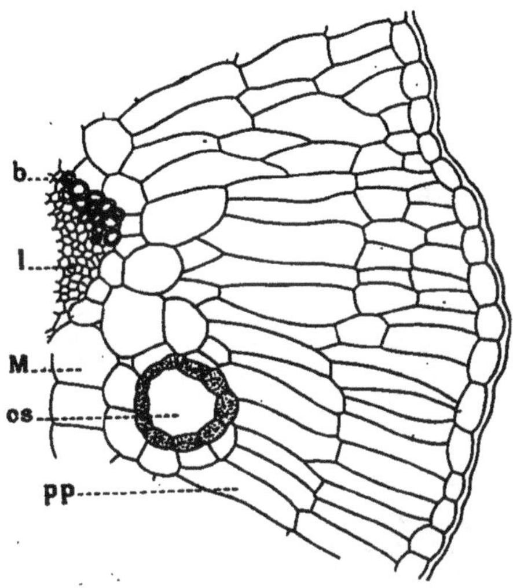

Fɪɢ. 7. — Coupe transversale au bord de la **Feuille**.

Dans le limbe (Fig. 11), on ne trouve plus, sous l'épi.
derme, que deux masses latérales de tissu palissadique,
entourant une bande étroite, tangentiellement disposée, de
parenchyme conjonctif dans laquelle se répartissent les
faisceaux libéroligneux. Ces deux masses palissadiques
sont séparées l'une de l'autre par une deuxième bande
parenchymateuse, perpendiculaire à la première, s'éten-
dant de l'épiderme supérieur à l'épiderme inférieur au
niveau de la nervure médiane.

En même temps, l'arc des faisceaux libéroligneux s'est
ouvert, de façon à devenir presque rectilinéaire ; le sillon

ventral s'est beaucoup effacé ; le nombre des nervures a augmenté et, avec lui, celui des canaux sécréteurs, chaque faisceau étant accompagné de son canal sécréteur (Pl. I. et fig. 7).

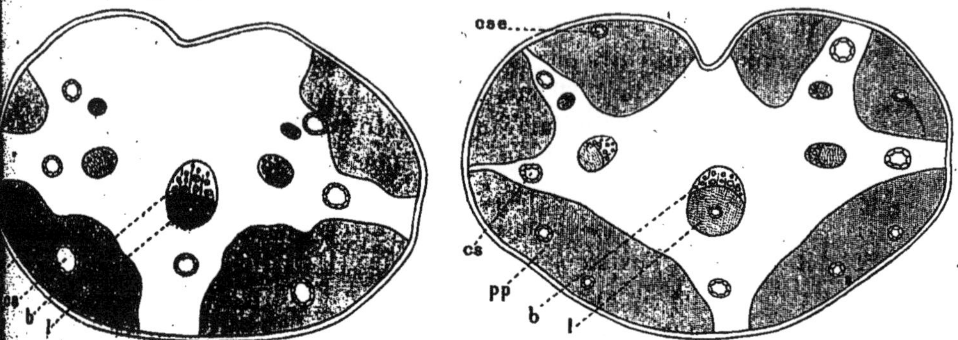

FIG. 8.   FIG. 9.

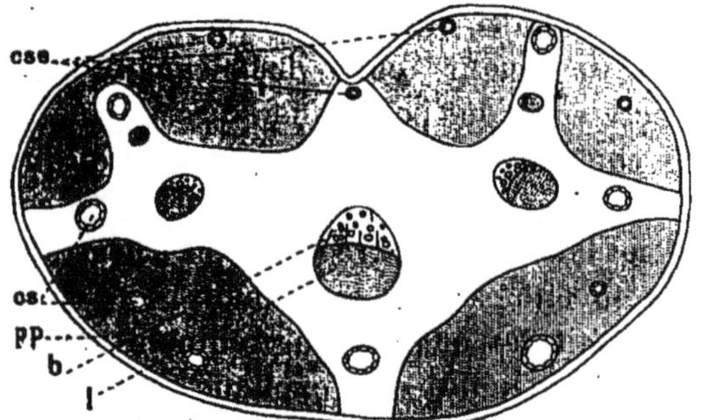

FIG. 10.

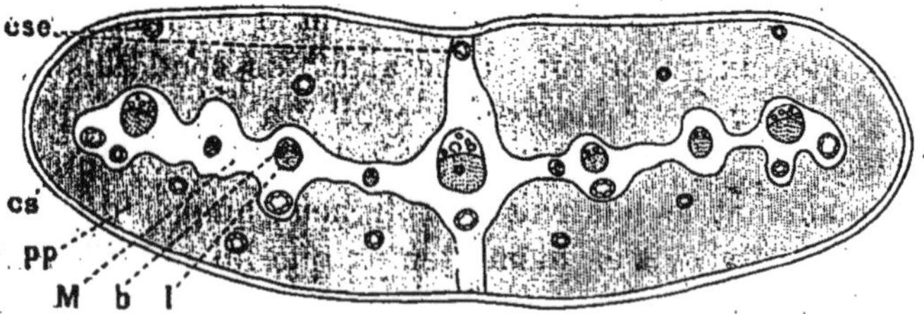

FIG. 11.

FIG. 8, 9, 10, 11. — Coupe schématique à la base, au milieu et au sommet du **Pétiole** et du **Limbe** ; *pp*, parenchyme palissadique chlorophyllien ; *H*, parenchyme incolore ; *cs*, canal sécréteur ; *cse*, canal sécréteur sous-épidermique ; *l*, liber ; *b*, bois.

Cette disposition permet facilement de constater dans la feuille du *Crithmum maritimum* la ramification des canaux sécréteurs.

On trouve en effet, dans certaines coupes transversales, la présence de deux canaux complètement accolés et n'ayant plus entre eux, pour séparer leurs cavités, qu'une cellule de bordure commune (fig. 12).

Ce fait avait été remarqué par Moynier de Villepoix, qui l'interprétait comme une anastomose entre deux canaux sécréteurs, avec formation d'une membrane mitoyenne, qu'il n'avait pu observer directement, mais dont il supposait l'existence. Il dit en effet (1) : « Bien que cette « formation de membrane parallèle à l'axe n'ait point, à « ma connaissance, été signalée dans les canaux oléo- « résineux de la tige, non plus que dans la feuille, je crois « devoir indiquer que j'ai rencontré dans les canaux du « parenchyme foliaire chez le *Crithmum maritimum* une « tendance à la soudure entre deux canaux qui, complè- « tement accolés, n'ont pour ainsi dire qu'une cellule de « bordure commune ; et il est présumable que, par la « suite de l'accroissement en diamètre, les cellules de « bordure ne laisseront entre elles, en s'écartant, qu'une « cloison mitoyenne à ces deux canaux. »

Or, si l'on fait des coupes longitudinales parallèles aux deux faces de la feuille, on s'explique pourquoi Moynier de Villepoix n'a pas trouvé cette membrane mitoyenne entre deux canaux.

C'est qu'en réalité il n'y a point d'anastomose entre deux canaux qui se rapprocheraient, se souderaient, puis reprendraient leur indépendance, il y a simplement bifurcation d'un canal sécréteur (Fig. 13). Les éléments sécréteurs suivent le faisceau libéroligneux auquel ils sont accolés, se divisent en même temps que lui et viennent se

(1) René Moynier de Villepoix. — Recherche sur les canaux sécréteurs du fruit des Ombellifères. *Thèse Ph.*, Paris, 1878.

réunir sur le bord de la feuille comme le font les nervures secondaires (1).

Les épidermes supérieur et inférieur, identiques, présentent des stomates assez nombreux, assez volumineux (surtout pour une plante halophyte) et entourés par un nombre variable de cellules.

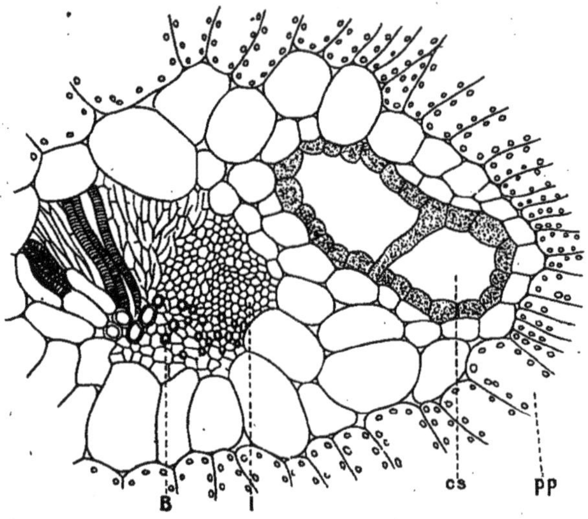

Fig. 12.— Coupe transversale au bord de la **Feuille**, montrant la bifurcation d'un canal sécréteur correspondant á celle d'un faisceau libéroligneux. — *B*, bois.; *l*, liber ; *cs*, canal sécréteur ; *pp*, parenchyme palissadique.

D. — *Fruits*.

Le fruit est comme tous ceux des *Ombellifères*, un diakène. A maturité, les deux méricarpes restent accolés, mais se séparent facilement par le froissement, en laissant entre eux un carpophore filiforme. Ce fruit est surmonté

(1) MOYNIER DE VILLEPOIX avait d'ailleurs pressenti le fait, puisque lui-même constate et affirme l'existence, chez les Ombellifères, « d'un système sécréteur indépendant, faisant pour ainsi dire corps avec le système libéroligneux ». *Loc. cit.*, p. 67.

d'un stylopode portant deux petits styles légèrement in-
fléchis. Il présente 5 côtes primaires saillantes, séparées
par 5 vallécules, sans trace de côtes secondaires.

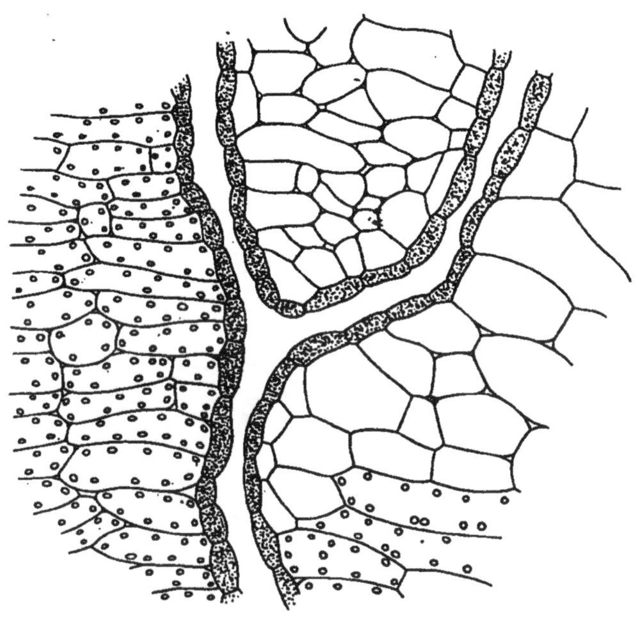

FIG. 13. — Coupe tangentielle parallèle aux deux faces de la **Feuille**
montrant la bifurcation d'un canal sécréteur.

STRUCTURE HISTOLOGIQUE.— Une coupe transversale dans
la zone médiane du fruit montre dans chaque côte un *faisceau libéro-ligneux, surmonté d'un canal sécréteur* toujours visible. Les poches sécrétrices, ou « bandelettes »,
très nombreuses, accolées les unes aux autres, entourent
la *cavité ovarienne*, dont elles ne sont séparées que par
une rangée de cellules. D'après MOYNIER DE VILLEPOIX (1)
« le fruit montre un exemple de soudure du péricarpe avec
« l'ovule, de sorte qu'à la maturité, les bandelettes adhé-

(1) MOYNIER DE VILLEPOIX. — *Loc. cit.*, p. 44.

« rentes à la membrane de la graine semblent faire partie
« intégrante de celle ci » (1). Nous avons cependant toujours observé au contraire une grande tendance à la séparation de la graine et du péricarpe ; et sur les sections
de fruits mûrs, la cavité ovarienne est presque toujours
vide par suite du déplacement de la partie de la coupe intéressant la graine.

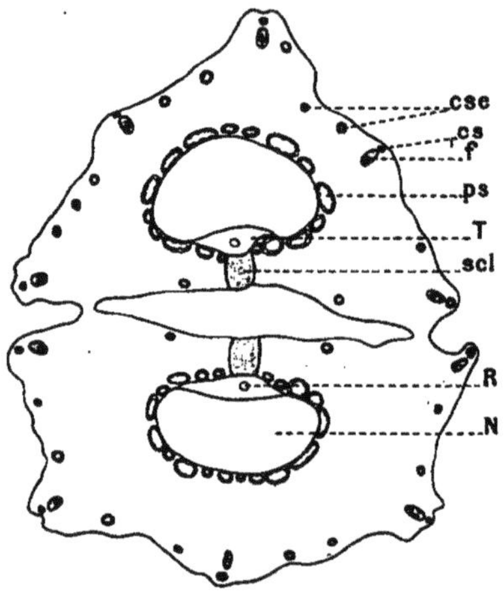

FIG. 14.— Schéma de la coupe transversale d'un **Fruit âgé**. — *cse*, canal
sécréteur sous-épidermique ; *cs*, canal sécréteur du système fasciculaire ; *cse*, canal sécréteur commissural ; *d*, faisceau libéro-ligneux ;
ps, poches sécrétrices ; *T*, tégument ovulaire contenant le faisceau
du raphé *R* ; *N*, graine.

L'*épicarpe* présente quelques stomates. Le *mésocarpe*
est constitué par un parenchyme lâche et abondant que
Géneau de Lamarlière compare (2) au tissu spongieux
du fruit de l'*Ænanthe* et surtout à celui des côtes primaires du *Cachrys lævigata*. Il attribue au développement
exagéré de ce tissu la dissociation de chaque faisceau

(1) Ce fait est aussi affirmé par Baillon (Histoire des Plantes), *loc.
cit.*

(2) Géneau de Lamarlière. — *Loc. cit.*, p. 125.

libéro-ligneux des côtes de ce dernier fruit, *entraînant*, d'après lui, *la multiplication des canaux sécréteurs* qui y forment « un cercle continu sous l'épiderme ». Or, cette relation, qu'il prétend établir, entre la présence de cet anneau sous-épidermique des canaux sécréteurs et la division du système fasciculaire, nous parait complètement infirmée par ce fait *qu'il existe dans les espaces valléculaires du Crithmum maritimum des canaux sous-épider-*

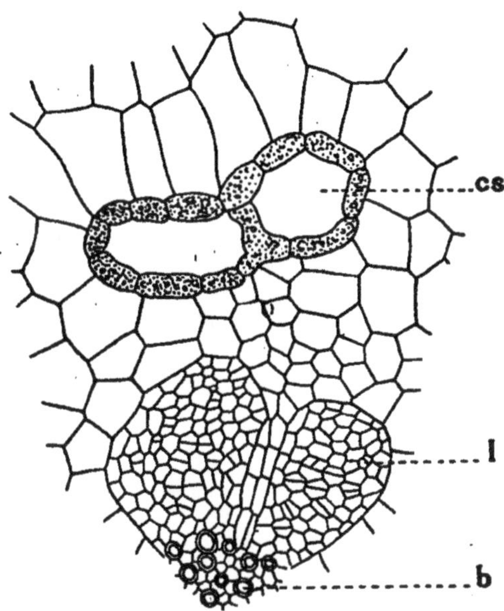

Fig. 15. — Coupe transversale à la base de l'**Ovaire** montrant le fractionnement d'un faisceau libéro-ligneux et celui du canal sécréteur correspondant.

miques (en nombre variable de 1 à 3 suivant la hauteur à laquelle on pratique la coupe), alors que le système fasciculaire de chaque côte reste entier.

Il nous semble plutôt que ces canaux sous-épidermiques, qui n'ont pas été signalés jusqu'ici, correspondent dans la feuille carpellaire, à ceux qu'on trouve dans les feuilles végétatives de la plante qui nous occupe et sur lesquels

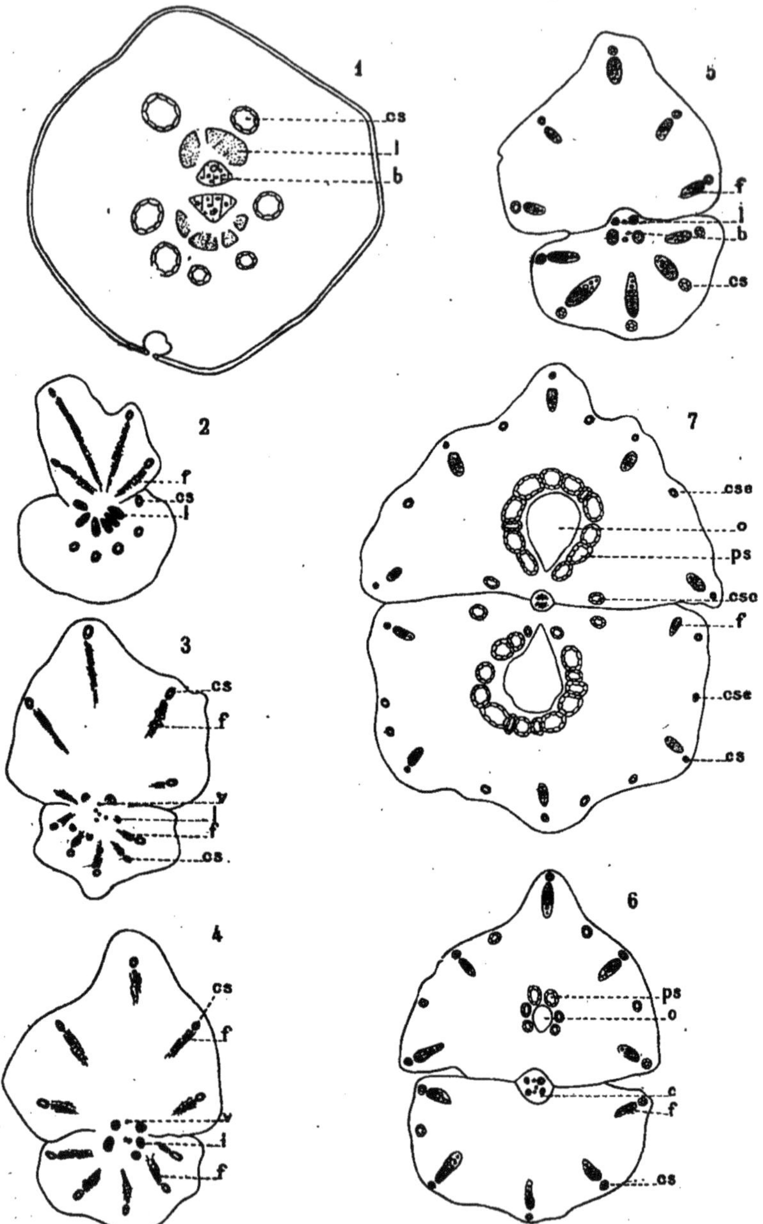

Planche II. — Coupes schématiques en séries à la base de l'**Ovaire jeune.** — 1 : *cs,* canal sécréteur ; *l,* liber ; *b,* bois ; 2 et suivantes : *f,* faisceaux libéro ligneux des côtes ; *l,* ilots libériens et *v,* trachées, restés au centre où ils formeront les éléments conducteurs de la columelle ; *cs,* canal sécréteur ; *cse,* canal sécréteur sous-épidermique ; *csc,* canal sécréteur commissural ; *o,* cavité ovarienne.

Moynier de Villepoix avait déjà attiré l'attention (1). Ces deux éléments sécréteurs en effet n'existent point à la base des pédoncules, mais se forment sur place dans le limbe lui-même ou à son voisinage immédiat ; sans d'ailleurs qu'il s'y ramifie, contrairement à ce que l'on remarque pour les canaux sécréteurs fasciculaires (1).

L'apparition de ces canaux sécréteurs sous-épidermiques valléculaires dans le mésocarpe est facile à vérifier par l'examen de coupes en séries faites à la naissance de l'ovaire sur le pédoncule floral (Planche II). Ces coupes montrent comment le système fasciculaire se divise d'abord en deux, puis chaque partie en cinq faisceaux qui se dirigent alors vers la périphérie des deux carpelles, presque horizontalement. Les canaux sécréteurs se sont en même temps ramifiés par le même processus que dans la feuille, et ainsi chaque faisceau est accompagné de son canal sécréteur. Pendant cette division et cette migration du système fasciculaire, il reste cependant au centre 4 ou 5 plages libériennes accompagnées d'une ou deux trachées. Ces quelques éléments restés au centre fournissent le tissu conducteur de la columelle.

Si l'on opère de même dans la région supérieure de l'ovaire jeune (Fig. 16 à 19), on voit que les cavités ovariennes se prolongent jusqu'au dessus du niveau de l'insertion des pétales, dans le stylopode par conséquent on constate l'anastomose des bandelettes entre elles et en

---

(1) Il serait intéressant de rechercher dans la feuille du *Cachrys lævigata* la présence de canaux sécréteurs sous-épidermiques qui corroboreraient le rapprochement fait par Sprengel et de vérifier aussi si les canaux sous-épidermiques du fruit de cette plante sont ramifiés, où s'ils n'apparaissent que dans le mésocarpe ; ce qui permettrait seulement d'infirmer ou de confirmer certainement l'opinion de Géneau de Lamarlière ; mais ceci sort du cadre de cette étude.

(2) Moynier de Villepoix. — *Loc. cit.* Cet auteur assimile les bandelettes à ces canaux sous-épidermiques. Mais il nous semble que par leurs formes, leurs dimensions, leurs positions, leurs anastomoses, ces éléments soient tout à fait indépendants et caractéristiques du fruit.

même temps des phénomènes de réduction fasciculaire par confluence, inverses de ceux observés à la base. Cette confluence parait d'ailleurs limitée. Il reste toujours trois faisceaux, par méricarpe, qui se continuent jusque dans le style. Celui de la côte médiane reste toujours sensiblement ~~semblable~~ à lui-même, et les deux massifs latéraux résultent de ~~la fusion~~ plus ou moins parfaite de ceux des côtes latérales, et de ceux ~~du carpophore~~. Ces derniers faisceaux émettent, au moment où ils émigrent du ~~centre~~ pour rejoindre les deux massifs libéro-ligneux latéraux de chaque méricarpe, des ramifications dans les bourgeons ovulaires.

Au même moment, les quelques bandelettes qui subsistent s'écartent de leur direction primitive, se rapprochent de la périphérie et vont former un arc à concavité tournée vers le faisceau libéro-ligneux central. Puis elles disparaissent l'une après l'autre sans que nous n'ayons pu jamais observer aucune anstomose avec le système sécréteur fasciculaire, à l'encontre de l'opinion émise, à propos des fruits d'ombellifères en général, par Moynier de Villepoix (1).

Cet appareil sécréteur du système fasciculaire ne subit d'ailleurs pas une réduction parallèle à celle de ce dernier. Il semble au contraire qu'il se multiplie par division en arrivant dans la partie supérieure du style ; vers le stigmate.

Toutes ces observations sont d'ailleurs confirmées par l'examen de la coupe transversale du fruit (fig. 20).

Ainsi donc le système fasciculaire du fruit du *Crithmum maritimum* et le système sécréteur qui en dépend, s'épanouissent à la base de l'ovaire pour se rendre à sa périphérie. Les poches sécrétrices, qui forment un système sécréteur nouveau surajouté et indépendant du premier, prennent naissance sur place à la base de la cavité ovarienue ; elles s'anastomosent partiellement à leur partie

---

(1) Moynier de Villepoix. — *Loc. cit.*, p. 63 et suiv.

supérieure et se prolongent dans le style où elles changent
de direction, sans jamais, pour cela, paraître en relation
avec le système sécréteur fasciculaire.

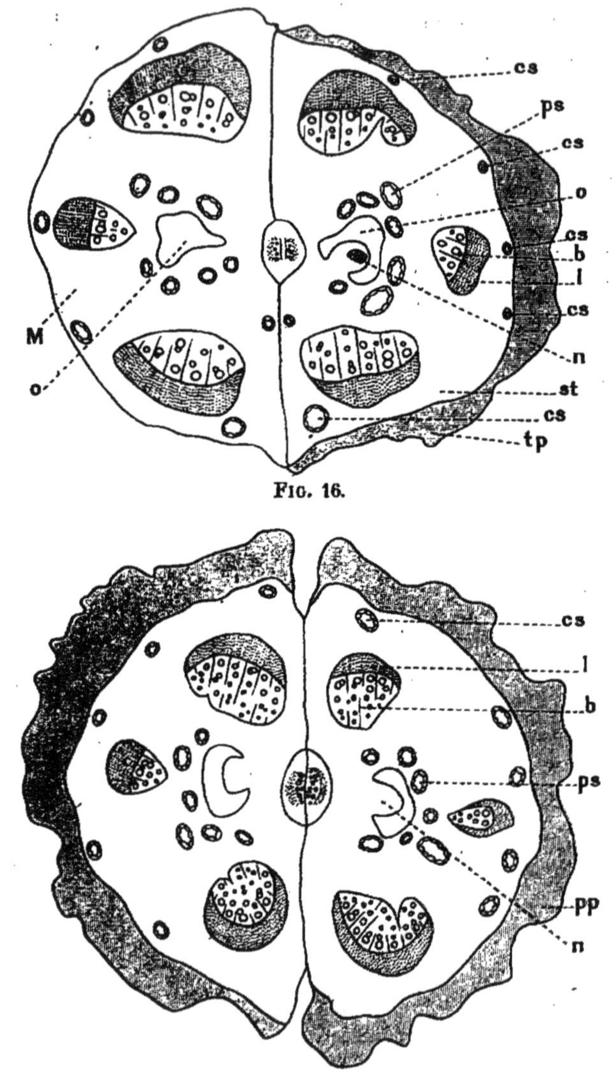

Fig. 16 et 17.— **Coupes** schématiques dans **l'Ovaire jeune.**— *S*, style;
St, stylopode; *tp*, tissu palissadique; *o*, cavité ovarienne; *n*, bourgeon
ovulaire; *cs*, canal sécréteur du système fasculaire; *ps*, poches
sécrétrices; *l*, liber; *b*, bois.

Enfin les éléments libéro-ligneux de la columelle sont en prolongement de ceux du pédoncule, émettent au niveau du stylopode les ramifications destinées au raphé ovulaire, puis se confondent à nouveau avec le système cribro-vasculaire des côtes.

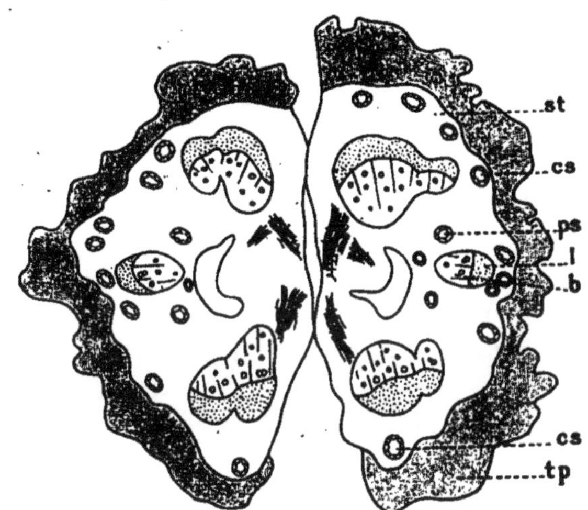

Fig. 18.

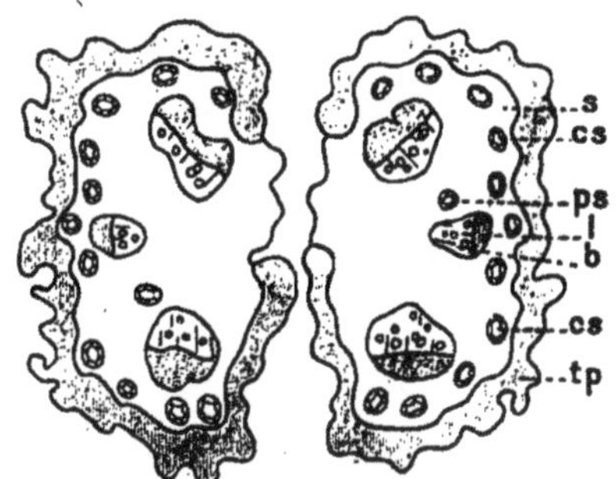

Fig. 19.

Fig. 19. — Schéma des coupes transversales en séries dans le sommet de l'**Ovaire jeune**. — *S*, style ; *St*, stylopode ; *tp,* tissu palissadique ; *o*, cavité ovarienne ; *n*, bourgeon ovulaire ; *cs,* canal sécréteur du système fasciculaire ; *ps*, poches sécrétrices ; *l*, liber ; *b*, bois.

E. — *Graine*.

Dans les coupes transversales passant par le stylopode, ou dans les coupes longitudinales d'un ovaire de
Crithmum maritimum, on trouve deux mamelons ovu-

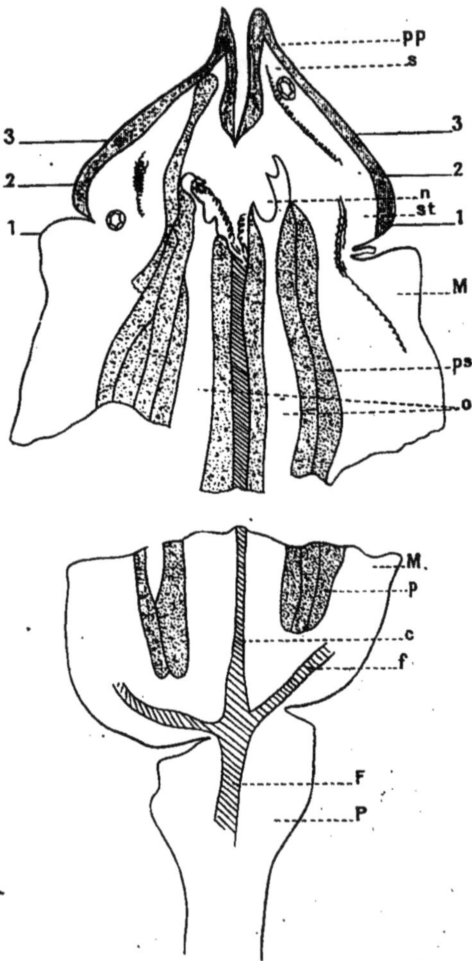

Fig. 20. — Coupe longitudinale de l'**Ovaire jeune**. — *S*, style ;
st, stylopode ; *M*, méricarpe ; *n*, bourgeon ovulaire ; *o*, cavité ovarienne ; *pp*, tissu palissadique ; *p* et *ps*, poche sécrétrice ; *F*, faisceau
du pédoncule P ; *f*. faisceau d'une côte secondaire ; *c*, faisceau de la
columelle, dont on voit à la partie supérieure des éléments se déta-
cher pour aller former le raphé ovulaire.

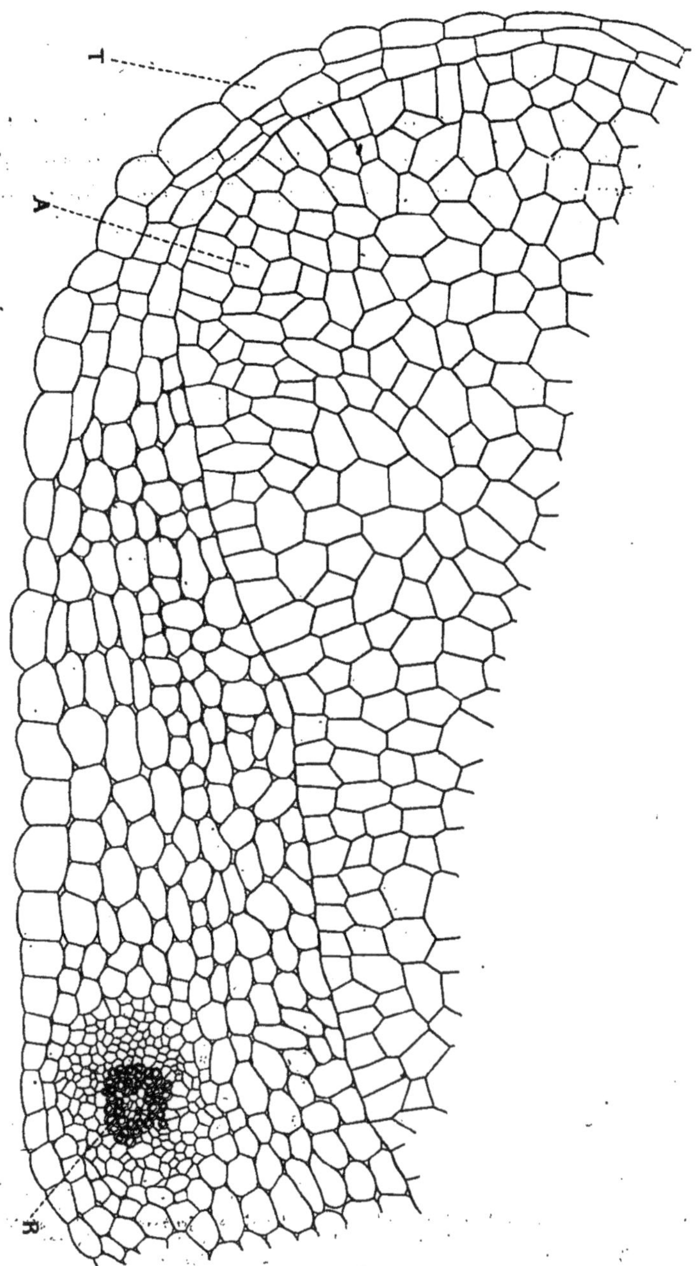

FIG. 21. — Coupe transversale de la graine détachée de l'endocarpe, —
T, tégument ; *A*, albumen ; *R*, raphé à faisceau centrique.

laires par cavité ovarienne, dont un seul se développe vers
la base de cette cavité. Ces mamelons sont d'abord formés par un parenchyme homogène, avec un méristème
très visible, dans lequel se différencie bientôt un faisceau
libéroligneux qui est en continuation avec celui du carpophore, et se montre composé de quelques vaisseaux de bois
entourés *de tous côtés* par du liber.

Dans le fruit mûr, la graine est en majeure partie cons-
tituée par un albumen homogène. Cet albumen est entouré
d'un tégument réduit à deux assises de cellules, sauf du
côté du raphé où il est constitué par un massif cellulaire
parenchymateux assez lâche, contenant en son centre un
faisceau libéroligneux à bois central. L'albumen contient,
à sa partie supérieure, un petit embryon à deux cotylédons qui se développe comme celui des autres ombellifères.

TROISIÈME PARTIE.

Etude chimique.

A. — *Essence du Crithmum maritimum.*

CHAPITRE PREMIER.

Préparation de l'essence.

En 1820, Giuseppe LAVINI (1) a indiqué que le suc de *Crithmum maritimum* donnait de l'acide acétique par distillation avec l'acide sulfurique étendu, et il a décrit quelques réactions de l'essence : « Elle est, dit-il, légère, très fluide, de couleur paille, etc. » ; il en donne ensuite les propriétés vis-à-vis de l'iode, du chlore, de l'acide nitrique, de l'acide sulfurique, de la potasse et de l'ammoniaque, mais naturellement sans indiquer la composition chimique. Toutefois, LAVINI a fait cette observation exacte que la résistance aux alcalis de l'essence de Criste marine en fait une essence très différente de celles de Citron, de Menthe et de Bergamotte. Plus près de nous, en 1866, M. HÉROUARD (2), pharmacien à Belle-Isle, a préparé de

(1) G. LAVINI. — *Loc. cit.*
(2) H. HÉROUARD.— *Journ. Pharm. et Chim.*. [4]. III, 324. 1866.

nouveau cette essence et l'a soumise à certaines réactions qu'il sera préférable de discuter à mesure qu'elles se présenteront.

J'ai préparé l'essence par distillation à la vapeur au moyen de l'alambic dessiné ci-contre (Fig. 24).

La cucurbite à double fond A permet d'avoir la vapeur sous pression. Les plantes placées en B, avec la quantité d'eau nécessaire, n'ont ainsi aucun contact avec le feu, et on peut pousser la distillation jusqu'à ses dernières limites.

Des expériences préliminaires, faites en 1907, m'avaient montré, ainsi que le fait d'ailleurs remarquer HÉROUARD, que l'essence obtenue se divise en deux parties, l'une plus dense, l'autre moins dense que l'eau. Pour les recueillir facilement, j'ai imaginé le dispositif de récipients qu'on peut voir sous le réfrigérant.

Le premier récipient R, de 5 cm. de diamètre, porte, à 2 cm. du fond, une tubulure latérale, livrant passage à un tube deux fois recourbé T. C'est, en somme, un récipient florentin. Il est destiné à séparer les deux essences. Il se déverse dans un second récipient de même forme, mais de dimensions plus grandes. Ce dernier étant destiné à retenir l'essence lourde au cas où, trop abondante dans le premier récipient, elle s'écoulerait par le tube recourbé.

Première distillation : 12 août 1908. — La floraison du *Crithmum maritimum* étant à peu près terminée, j'ai récolté environ 15 kilos de plante entière, laissant de côté, pour cette opération ainsi que pour les suivantes, les racines beaucoup trop développées et qu'il est impossible d'arracher en totalité. J'ai partagé mes plantes en deux lots : l'un comprenant les tiges et feuilles ; l'autre, les fruits seuls.

Distillation du premier lot : tiges et feuilles. — 10 kilos de tiges et feuilles sont contusés au mortier et placés dans la cucurbite avec 15 litres d'eau.

Il distille une eau trouble et laiteuse, au-dessus de
laquelle il se forme bientôt une mince pellicule huileuse.
Peu après, une essence de couleur jaune, qui distille péni-
blement, se dépose au fond du récipient. Pendant les cinq
à six heures que dure la distillation, l'essence tombe toujours au fond du récipient, tandis que l'essence légère aug-

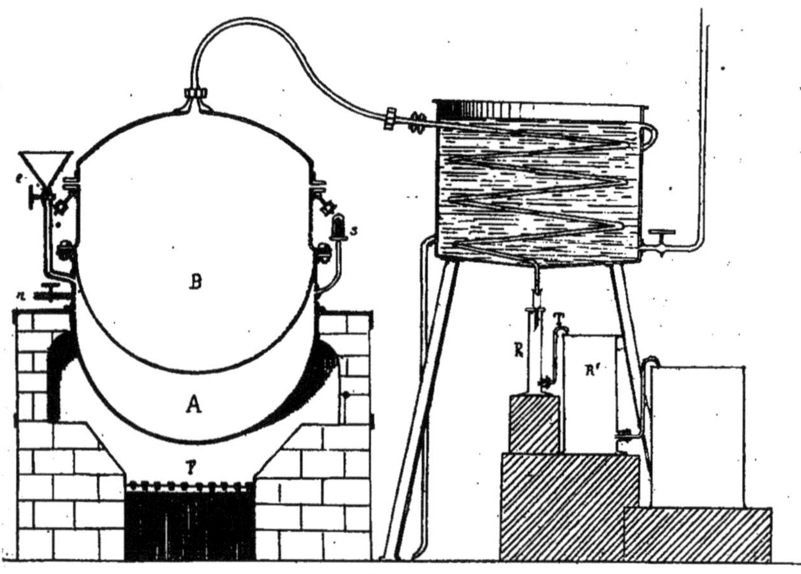

FIG. 24.

mente si peu qu'à la fin de l'opération on peut considérer
son rendement comme nul. Au moyen d'une boule à décantation, on sépare l'essence de l'eau distillée surnageante
et on en recueille ainsi 22 grammes. Les récipients et la
boule à décantation sont lavés à l'éther, qui dissout l'essence adhérente aux parois, et l'éther évaporé laisse un
résidu d'essence de 6 gr.

Enfin, j'ai déterminé, toujours par extraction à l'éther,
que l'eau distillée laiteuse contenait 15 centigr. d'essence

par litre, soit 2 gr. environ pour cette distillation. J'ai donc retiré de 10 kilos de tiges et feuilles :

$$22 + 6 + 2$$

soit 30 gr. d'essence, soit un rendement de 3 gr. par kilogramme.

Distillation du lot de fruits. — Le lot de fruits pèse 1 k. 650. Ces fruits sont écrasés au mortier et distillés avec 5 litres d'eau. La distillation s'opère dans les mêmes conditions que la précédente, mais le résultat n'est plus le même. Il distille en effet très peu d'huile lourde, en quantité négligeable ; la presque totalité de l'essence surnage, sa couleur est beaucoup plus claire que celle de l'essence lourde. Le poids de l'essence, recueillie avec les mêmes précautions que la précédente, est de 11 gr. 75, y compris l'essence résiduelle des lavages à l'éther et l'essence contenue dans l'eau distillée, soit un rendement de 7 gr. par kilogramme.

Deuxième et troisième distillations. — La deuxième distillation a été effectuée quinze jours après, le 28 août 1908. A cette époque, plus du tiers des ombelles ont atteint leur maturité et les fruits leur grosseur normale. J'ai distillé séparément, comme la première fois, les tiges et feuilles d'une part, les fruits de l'autre. Comme la première fois aussi, les fruits donnent une essence plus légère que l'eau, et les tiges et les feuilles une essence plus lourde.

Les rendements sont de 8 gr. d'essence par kilogramme de fruits, et 1 gr. 50 par kilogramme de tiges et feuilles.

La troisième distillation, effectuée encore quinze jours plus tard, le 15 septembre, et toujours dans les mêmes conditions, m'a donné les mêmes résultats, avec des rendements de 7 gr. d'essence par kilogramme de fruits et 1 gr. 54 par kilogramme de tiges et feuilles.

Voici, en tableau, les résultats de ces opérations, les poids étant rapportés à 10 kg. de plante, sans la racine :

		Kg.		par kg.	gr.	Total
12 août...	Tiges et feuilles	8,500.	Essence 3 , soit		25,5	36,
	Fruits.........	1,500.	— 7	, —	10,5	
28 août...	Tiges et feuilles	7,150.	—	1,50, —	10,7	33,5
	Fruits.........	2,850.	—	8 , —	22,8	
15 septem-bre ...	Tiges et feuilles	7,650.	—	1,54, —	11,8	28,2
	Fruits....	2,350.	—	7 , —	16,2	

De ces trois opérations, on peut déjà tirer les conclusions suivantes :

1° Si l'on considère la somme des essences de tiges et feuilles et de fruits, il est assez curieux d'observer que le rendement va en diminuant ;

2° Le poids de fruits par rapport à la plante entière augmente, double presque, depuis la fin de la floraison jusqu'à la maturité pour se maintenir à peu près constant ;

3° Les tiges et feuilles donnent une essence plus lourde que l'eau ; cette essence est de couleur jaune assez foncé ; son odeur, aromatique et un peu âcre, rappelle celle de la plante. Le rendement, de cette essence diminue de 3 gr. à 1 gr. 50 par kilogramme ;

4° Les fruits donnent une essence plus légère que l'eau ; cette essence est de couleur jaune très clair, son odeur, plus suave que celle de l'essence des tiges et feuilles. Son rendement, depuis la formation des fruits jusqu'à leur maturité, est à peu près constant.

Hérouard n'a parlé que de la distillation des fruits et cependant il a dit : « l'essence, obtenue par distillation, est composée de deux huiles volatiles : l'une, peu abondante, plus dense que l'eau, se précipite au fond du récipient florentin ou se sépare, au bout de quelque temps, de l'eau distillée qui est toujours très laiteuse ; l'autre, plus légère, etc... ».

Peut-être les fruits d'HÉROUARD étaient-ils mal triés et mélangés de tiges et de feuilles, d'où la production des deux essences. C'est ce qui m'est arrivé à moi-même, au cours des essais préliminaires de 1907 ; seulement, comme la proportion des tiges et feuilles était plus forte que celles des fruits, j'avais obtenu beaucoup d'huile lourde et peu de légère.

Sommes-nous en présence de deux essences, ou d'une seule dans laquelle la proportion des différents constituants varie suivant telle ou telle partie de la plante ? Une simple distillation comparative de deux espèces d'essences recueillies, nous montrera qu'il n'y a de différence aussi nette entre les divers produits que grâce à la prédominance dans les tiges, feuilles et rameaux d'ombelles, d'un principe beaucoup plus dense que l'eau et difficilement entraînable d'ailleurs.

La maturité du *Crithmum maritimum* étant achevée, je fis une ample récolte, et c'est sur 100 kilos environ de fruits que j'ai procédé à l'extraction de l'essence.

Ne pouvant songer à écraser au mortier une telle quantité de fruits, je me suis servi d'un moulin à graine de lin; et les résultats obtenus ont été satisfaisants, puisque dans toutes les distillations le rendement s'est maintenu entre 7 et 8 gr. d'essence par kilogramme de fruits. Je traitais, à chaque opération, 12 à 15 kg. de fruits, et je ne pouvais faire qu'une distillation par jour.

Les quatre premières distillations s'effectuèrent normalement. Le rendement de la cinquième fut faible et l'essence prit une coloration jaune foncé, tout en restant plus légère que l'eau. L'eau distillée, toujours trouble, était légèrement jaunâtre ; à la distillation suivante, la teinte foncée de l'essence s'accentua. En examinant les fruits prêts à distiller, je m'aperçus alors qu'ils avaient subi un commencement de fermentation, la masse s'était échauffée et était devenue noirâtre. J'attribue à ce fait le changement de coloration de l'essence ; dans la crainte que ses propriétés ne fussent changées, je fis une nouvelle récolte de fruits en ne les écrasant qu'au fur et à mesure des distillations, et j'obtins de nouveau une essence absolument comparable à la première.

Laissant de côté l'essence des deux distillations défectueuses, je réunis un échantillon de 500 gr. d'essence.

Recherches sommaires sur l'eau distillée provenant de ces opérations. — Voulant vérifier si l'eau distillée provenant de ces opérations renfermait de l'alcool, je mis de côté, pendant quelques distillations successives, le premier litre d'eau qui passait. Je réunis ainsi 6 litres. Chaque litre fut à son tour distillé et les 100 premiers centimètres cubes qui passèrent, mis de côté. Les 600 centimètres cubes réunis furent soumis eux-mêmes à la distillation, et je recueillis les 120 premiers centimètres cubes, qui marquaient 1°2, à l'alcoomètre centésimal.

Un deuxième, puis un troisième fractionnement me fournirent 20 centimètres cubes d'eau distillée pesant 5° degrés alcoométriques.

Par un dernier fractionnement, enfin, je recueillis 10 centimètres cubes.

Sur ces 10 centimètres cubes, j'ai recherché l'acétone par addition d'ammoniaque, puis d'iode ioduré. Cette recherche ne m'a pas donné de résultats.

Par contre, la réaction au chromate de potassium et acide sulfurique est très nette, de même que la recherché de l'alcool éthylique par la potasse et l'iode ioduré. Je n'ai malheureusement pu caractériser l'alcool méthylique au moyen de la réaction indiquée par VOISENET (1), la trop faible quantité de produit dont je disposais m'empêchant de renouveler mes expériences.

Il est cependant certain que l'alcool existe dans l'eau

---

(1) *Bull. Soc. Chim.* (3), t. 35, p. 748, 1906.

distillée du *Crithmum maritimum* et par conséquent dans la plante elle-même.

Etat d'hydratation des diverses parties de la plante. — Toutes les parties de la plante, à l'état frais, retiennent une grande quantité d'eau. J'ai déterminé cette humidité aux différentes époques de mes distillations sur les racines, les tiges, les feuilles et les fruits.

Les parties de la plante, coupées en morceaux, furent séchées à l'étuve à 100° jusqu'à poids constant, dix-huit heures environ.

En voici les résultats :

	Racine H^2O %	Tige H^2O %	Feuilles H^2O %	Fruits H^2O %	Plante entière H^2O %
12 août.........	74	79	88	85	81 5
28 août.........	70	80	89	84	80 75
15 septembre...	69	78	88	84	79 75

D'après ce tableau, l'humidité totale diminue donc un peu, tandis que dans les fruits elle reste sensiblement constante.

Distillation de fruits secs. — Une certaine quantité de fruits furent séchés à l'air libre, et au mois de décembre, je procédai à la distillation de 2 kilos de ces fruits. Leur dessication, cependant, n'était pas complète ; ils retenaient encore 22 % d'eau.

La distillation donne 62 gr. d'essence.

Si l'on veut bien remarquer que ces 2 kilos contenant 22 % d'humidité, correspondant à 1 kil. 560 de fruits secs ou à 9 kilos environ de fruits à l'état frais, on verra que le rendement est toujours sensiblement le même, soit 7 gr. d'essence par kilogramme de graines à l'état frais.

J'insiste sur ce point que je n'ai jamais obtenu plus de 8 % d'essence à partir de ces fruits, bien que HÉROUARD ait signalé un rendement de 15 à 16 gr. d'essence par kilogramme de fruits à l'état frais.

L'essence obtenue avec ces fruits secs est de même couleur que celle des fruits frais, mais son odeur est de beaucoup plus fine.

En résumé, la préparation de l'essence de fruit du *Crithmum maritimum* pourra se faire de la façon suivante : les fruits récoltés en août-septembre seront séchées à l'air libre, puis broyés ou contusés et distillés en présence de vapeur d'eau, dans un alambic à vapeur d'eau sous pression, de préférence. On obtiendra une essence jaune pâle, mobile, d'odeur aromatique, d'autant plus fine que les fruits auront été plus séchés, rappelant cependant toujours l'odeur de la plante. Sa saveur est âcre et irritante.

CHAPITRE II.

Principales constantes de l'essence de « Crithmum maritimum ».

L'étude de l'essence du *Crithmum Maritimum* n'a été qu'effleurée par HÉROUARD, qui s'est borné à en donner quelques propriétés et à indiquer son action sur des corps tels que chlore, brome, iode, acide sulfurique, acide azotique. Ses expériences n'ont qu'un intérêt historique, tout au plus pour montrer combien était encore tenace à cette époque (en 1866), l'idée que les essences formaient presque des entités chimiques ; l'action des réactifs utilisés par HÉROUARD ne peut évidemment avoir aucun sens, puisque l'essence de criste marine contient au moins quatre corps dominants, sans compter ceux que des essais aussi restreints que les miens ne peuvent permettre d'extraire. J'ai donc abandonné ces actions brutales, fort en honneur à l'époque d'HÉROUARD, pour me borner aux déterminations spécifiques de l'essence, d'après les méthodes modernes. M. DÉLÉPINE a bien voulu m'orienter sur ce terrain. J'établirai d'abord les principales constantes de l'essence de criste marine. Ces constantes ont été étudiées sur les échantillons d'essence provenant de la plante à des stades différents de végétation, en séparant l'essence retirée des fruits, de l'essence retirée des tiges et feuilles.

Mes essais ont porté sur :

Les essences de tiges et feuilles récoltés les 12 août, 26 août, 15 septembre 1908 ;

Les essences de graines récoltées les 12 août, 28 août, 15 septembre 1908 ;

L'essence du 20 septembre 1908 (essence des distillations défectueuses) ;

L'échantillon total de fin septembre 1908 ;

Et l'essence de fruits secs de novembre 1908.

I. — **Densité.** — Pour déterminer la densité de ces différents échantillons, j'ai employé la méthode du flacon. J'ai déterminé la densité à 0° et à une température voisine de 20° suivant le cours de mes expériences, puis calculé la densité vraie, corrigée de la poussée de l'air et rapportée à l'eau prise à 4°, autrement dit, la densité telle qu'on la définit dans un traité de physique (1).

Eu égard à ce que ces densités sont voisines de celles de l'eau, la correction est si faible que D°_4 se confond avec la densité apparente à 0°, à 0,0001 près (Voir la note).

(1) J'utilise la formule $d^\circ_4 = \dfrac{p}{P}\,(e_o - a) + a$, où p représente le poids de l'essence contenue à 0° dans le flacon jusqu'au trait d'affleurement ; P, le poids de l'eau également à 0° ; e_o, la densité de l'eau à 0°, soit 0,999871 ; a, la densité de l'air à la température et à la pression du laboratoire.

Pour la commodité des calculs, j'estime que a, à 15°, vaut environ 0,00123. On a donc :

$$d^\circ_4 = \frac{p}{P}\,(0,99987 - 0,00123) + 0,00123$$

$$= \frac{p}{P}\,(1 - 0,00013 - 0,00123) + 0,00123$$

$$= \frac{p}{P} - \frac{p}{P} \times 0,00136 + 0,00123$$

On calcule donc la densité brute $\dfrac{p}{P}$; on y ajoute 0,00123 et on retranche du total les 0,00136 de la densité brute. Les résultats sont parfaitement exacts, vu la petitesse des corrections pour les densités voisines de 1, ce qui est le cas ici.

Je donne ci-dessous les densités apparentes à 0° et la densité vraie $D°_4$, c'est-à-dire rapportée au vide et à l'eau prise à 4°, à son maximum de densité.

			D°	D°₄
Essence de fruits,	12 août 1908........		0,96914	0,9690 (1)
—	—	28 août.............	0,97311	0,9730
—	—	15 septembre	0,96622	0,9661
—	—	20 septembre	0,98097	0,9809
—	—	Echant. total........	0,98087	0,9808
—	—	secs....	0,95820	0,9581
—	de tiges + feuilles, 12 août.......		1,03752	1,0374
—	—	28 août.............	1,05201	1,0519
—	—	15 septembre	1,04932	1,0492
—	de 1907		1,06282	1,0627 (2)

D'après les densités prises à 0° et à diverses températures voisines de 20°, le *coefficient de diminution de densité* $= 0,00084$.

D'où la formule :

$$D^t_4 = D°_4 - 0,00084^t$$

On dira par exemple que la densité à 19° de l'échantillon de fruits du 12 août, sera $0,9690 - 0,00084 \times 19 = 0,9531$, valeur que l'expérience avait d'ailleurs donnée.

L'essence obtenue en 1866 par HÉROUARD avait une densité de 0,980 à 13°, chiffre sensiblement voisin des miens ; mais on ne sera pas sans avoir remarqué la différence énorme, atteignant 8 %, des différences de densité des essences retirées à une même époque des tiges et feuilles d'une part, et de fruits d'autre part. Enfin, il est probable que l'essence augmente de densité avec la conservation. HÉROUARD a fait déjà cette remarque.

II. — *Point d'ébullition.* — HÉROUARD dit de l'essence : « Son degré d'ébullition parait être de 175 à 178° ; c'est celle obtenue à cette température qui a servi à mes expé-

(1) Je m'arrête à la quatrième décimale en arrondissant.
(2) Densité prise en 1908.

riences et qui parait être pure, sa densité ayant toujours été trouvée la même ». Or, nous verrons par les distillations fractionnées que sous la pression atmosphérique l'essence commence à bouillir vers 170° et que les dernières portions passent à 285° ; je me demande, sans pouvoir m'en rendre compte, où Hérouard a pris son affirmation ; peut être s'est-il contenté de prendre la portion la plus abondante qui bout effectivement dans les limites qu'il indique. seulement après de nombreuses rectifications ; mais alors la densité n'est plus 0,98 ; elle n'est plus que de 0,88 environ et la contradiction subsiste toujours.

III. — *Pouvoir rotatoire.* — Le pouvoir rotatoire des différents échantillons a été pris de la manière suivante :

Un poids P d'essence (environ 2 gr.) est dissous dans 20 cm³ d'alcool et la solution examinée dans un tube de 2 décim.

D'où :

$$\alpha\, D = \frac{\rho\, V}{l\, P} = \frac{10\, \rho}{P}$$

Essence de fruits, 12 août...............	5°27
—	tiges et feuilles, 12 août....	8°15'
—	fruits, 28 août..............	6°4'
—	tiges et feuilles, 28 août.....	7°12'
—	fruits, 15 septembre........	6°12'
—	tiges et feuilles, 15 septembre	6°42'
—	fruits, 20 septembre.........	5°32'
—	— Echant. total.....	6°4'
—	— secs..............	8°9'

IV. — *Indice d'iode.* — J'ai déterminé l'indice d'iode de ces différents échantillons en mettant à profit les expériences antérieures de M. Bougault sur le dosage de l'iode par l'antipyrine (1) ; ce qui conduit à une nouvelle méthode.

Voici comment j'ai procédé :

Des expériences préliminaires ayant montré que l'essence fixait environ deux fois son poids d'iode, je me suis

(1) J. Bougault. — *Journ. Pharm. et Chim.* [6], VII, 161 ; 1898.

arrêté, après quelques essais, au mode opératoire suivant :

1° Faire l'expérience en double ; mettre dans deux fioles de 100 cm³ environ et bouchant à l'émeri, 15 à 20 centigr. d'essence pesés exactement.

Ajouter dans chaque fiole 10 cm³ d'alcool bien pur puis 10 cm³ d'une solution d'iode récente contenant environ 5 gr. d'iode pour 100 cm³ d'alcool à 90° et dont on déterminera le titre ; ajouter enfin 10 cm³ d'une solution de bichlorure de mercure à 6 %/₀ dans l'alcool à 80°. Agiter, boucher et laisser reposer exactement quatre heures à l'obscurité.

Au bout de ce temps, titrer l'iode dans chaque fiole à l'aide de la solution d'antipyrine.

2° Faire une solution contenant exactement 1 gr. 88 d'antipyrine pure dans 100 cm³ d'alcool à 50°.

A l'aide de cette solution, titrer la solution d'iode.

Cette détermination doit être faite le jour de l'essai. Un cm³ de solution d'antipyrine d'après les réactions étudiées par M. BOUGAULT, correspond à 0 gr. 0254 d'iode. La fin de la réaction, apparition d'une faible coloration jaune, est facile à percevoir. On peut, d'ailleurs, pour plus de netteté encore, disposer dans une fiole semblable à celle dont on se sert pour l'essai, 20 cm³ d'alcool et 10 cm³ de solution de bichlorure, colorés par une goutte de liqueur iodée. On sera ainsi assuré qu'il ne faut plus qu'une goutte environ de solution d'antipyrine quand la teinte de l'essai sera devenue celle du témoin.

Voici des expériences :

    I. — Essence de tiges et feuilles du 12 août.

        Essence, 0 gr. 1610.

        Iode à 5 gr. 181 par 100 cc, $10,3 \times 0,05181 = 0,5337$

        Antipyrine à 1 g. 88 par 100cc.   9 cc1

                       $9,1 \times 0,0254 = 0,2311$

              Iode consommé.............. 0,3026

        Pour 1 gr. $\dfrac{30260}{161} = 188$.

II. — Essence, 0 gr. 2060.

$$\text{Iode} \ldots \ldots \ldots \quad 10 \text{ cc.}, \ 2 \times 0,5181 = 0,5284$$
$$\text{Antipyrine} \ldots \quad 5,4 \qquad \times 0,0254 = 0,13716$$
$$\text{Iode consommé} \ldots \ldots \ldots \ldots 0,39124$$

Pour 1 gr. $\dfrac{39124}{206} = 190$.

Indice : 189.

Les calculs peuvent d'ailleurs être simplifiés. En effet, si la solution d'iode vaut N d'antipyrine et s'il faut n de solution d'antipyrine pour le virage dans les essais, l'iode consommé sera (N-n) 0,0254.

Ainsi dans l'essai suivant :

Essence de tiges et feuilles, 28 août.
Essence 0,1984.

$$\text{Iode à 5 gr. 613 par 100 cc.} \qquad 10 \text{ cc.} = 0,5613$$
$$\text{Antipyrine, 9 cc. 2} \times 0,0254 = \ldots \ldots \ldots 0,2336$$
$$\text{Iode consommé} \ldots \ldots \ldots \ldots 0,3277 \ ;$$

la solution d'iode employée valant 22 cc. 1 de solution d'antipyrine (nombre de cc. employés dans le titrage de la liqueur iodée), l'iode consommé deviendra :

$$(22,1 - 9,2) \ 0,0254 = 0,3276.$$

Les indices, déterminés de cette manière, m'ont donné pour les différents échantillons les résultats suivants :

		Indice d'iode.
Essence de fruits, 12 août		215
—	tiges et feuilles, 12 août	189
—	fruits, 28 août	201
—	tiges et feuilles, 28 août	167
—	fruits, 15 septembre	210
—	tiges et feuilles, 15 septembre	153
—	fruits, 20 septembre	192
—	Echant. total	199
—	fruits secs	174

V. — *Acidité*. — L'acidité a été prise avec une liqueur titrée de potasse alcoolique de titre déterminé par rapport à l'acide sulfurique N/2.

L'acidité de l'essence fraîche est nulle. L'eau distillée de criste marine est également neutre. L'essence récoltée en 1907 avait un an après acquis seulement une acidité correspondant à moins de 2 milligr. de potasse par gramme.

VI. — *Indice de saponification.* — L'indice de saponification est excessivement faible, mais il paraît réel. Je l'ai déterminé sur 2 gr. environ d'essence soumis à l'ébullition pendant 1/2 heure au bain-marie avec 10 cc. de liqueur potassique. L'essence soumise à ces réactions acquiert une odeur certainement plus suave ; je n'ai déterminé cet indice que sur les échantillons suivants :

	Indice de saponification.
Essence de tiges et feuilles du 12 août.....	6,4
— fruits du 12 août...............	10
— l'échantillon total (septembre)...	4,2

Des nombres si bas sont sujets à une cause d'erreur de plusieurs unités, puisque les expériences à blanc consomment des quantités de potasse presque du même ordre ; ces quantités ont été naturellement déduites pour le calcul ci-dessus. Voici un exemple relatif à l'essence de graines du 12 août :

Substance...............................	1 gr. 676
KOH Alcoolique, quantité valant..........	19 cm³ SO_4H_2 N/2
Après saponification KOH ne vaut plus que..	18 cm⁵2
A blanc, il y a consommation de KOH valant.	0 cm⁵2

Donc on déduit que les 1 gr. 776 d'essence ont consommé la potasse correspondant à :

$$19 - 18,2 - 0,2 = 0 \text{ cm}^5 6 \text{ de } SO_4 H_2 \text{ N/2}.$$

soit :

$$0,6 \times 0,028 = 0 \text{ gr. } 0168.$$

et comme l'indice de saponification se définit le nombre de

·milligr. de potasse consommés par 1 cm³ d'essence, cet indice sera ici :

16,8 : 1,676, soit 10.

VII. — *Indice d'acétyle.* — On fait bouillir l'essence pendant une heure avec un excès d'anhydride acétique et un peu d'acétate de sodium sec. On met ensuite en contact avec l'eau jusqu'à destruction de l'anydride acétique et l'on détermine l'indice de saponification de l'essence acétylée ; cet indice, diminué de l'indice de saponification proprement dit, c'est l'indice d'acétyle. J'ai trouvé :

	Indice d'acétyle.
Essence de tiges et feuilles du 12 août....	1,2
— l'échantillon total.............	3,5

On voit que ce sont des nombres excessivement faibles ; il est même possible qu'ils proviennent d'une légère acétylation des terpènes de l'essence et qu'en réalité il n'y ait aucun produit alcoolique ou phénolique présent.

VIII. — *Solubilités.* — L'essence de criste marine est très soluble dans l'éther et l'alcool absolu. Il faut les volumes d'alcool à différents degrés indiqués dans la colonne I pour dissoudre un volume d'essence de fruits secs et ceux de la colonne II pour l'essence de 1907.

	I	II
Alcool à 90°..	6	2
— 80°....................	15	8
— 70°....................	30	24
— 50°....................	> 150	100 environ.

Tableau des principales constantes.

	12 août	22 août	15 sept.	20 sept.	Éch. total	Fruits secs
Densité (D°4) :						
Tiges et feuilles.........	1,0374	1,0519	1,0492	»	»	»
Fruits	0,9690	0,9730	0,9661	0,9809	0,9808	0,9581
Pouvoir rotatoire :						
Tiges et feuilles.........	8°15'	7°12'	6°42'	»	»	»
Fruits	5°27'	6°4'	6°12'	5°32'	6°4'	8°9'
Indice d'iode :						
Tiges et feuilles.........	189	167	153	»	»	»
Fruits	215	201	210	192	199	174
Indice de saponification :						
Tiges et feuilles.........	6,4	»	»	»	»	»
Fruits	10	»	»	»	4,2	»
Indice d'acétyle :						
Tiges et feuilles.........	1,2	»	»	»	»	»
Fruits	»	»	»	»	3,5	»

De ce tableau, il ressort que :

1° La différence entre l'essence provenant des fruits et celles qui provient des tiges et feuilles réside tant dans la densité et le pouvoir rotatoire, qui sont plus élevés dans l'essence de tiges et feuilles, que dans l'indice d'iode qui est plus faible ;

2° La densité des essences de fruits varie peu suivant les différentes époques de la végétation. Mais l'essence de fruits secs est plus légère ;

3° Il en est de même des pouvoirs rotatoires ; celui de l'essence de fruits secs, seul, s'écarte sensiblement des autres. Ces pouvoirs rotatoires sont d'ailleurs assez faibles. On voit nettement que le pouvoir rotatoire de l'essence des tiges et feuilles s'atténue avec l'approche de **la maturité ;**

4º L'indice d'iode diminue également avec la maturité. Cette diminution est mieux marquée dans l'essence de tiges et feuilles que dans l'essence de fruits.

On pourrait définir ainsi l'essence de fruits mûrs ou secs de criste marine :

Liquide neutre, mobile, d'odeur spécifique, à peine ambré ; bouillant de 170 à 300º.

D^o_4 : 0,95 à 0,98 ; $D^t_4 = D^o_4 - 0,00084^t$;
Pouvoir rotatoire : 5º27 à 8º15 ;
Indice d'iode : 174 à 200 ;
Indice de saponification : faible, 4 à 10 ;
Indice d'acétyle : 3 à 4 (peut-être nul) ;
Solubilité dans l'alcool à 90º, 1 p. 6 ;
  —   — 70º, 1 p. 30 ;

Mais il ne faut pas oublier que ces chiffres varieront fortement si l'on distille les feuilles et tiges avec les fruits.

CHAPITRE III.

Composition et fractionnement de l'essence de « Crithmum maritimum ».

I.— Analyse élémentaire de l'essence brute.

Il m'a paru intéressant de faire l'analyse élémentaire de deux échantillons d'essence présentant des différences notables de densités, d'indices d'iode et de pouvoirs rotatoires dont j'ai parlé dans le précédent chapitre, à savoir : l'essence de fruits et l'essence de tiges et feuilles du 12 août 1908. J'ai fait également l'analyse de l'échantillon total mentionné dans ce même chapitre.

I. — Essence de fruits du 12 août :

> Substance, 0 gr. 2334 ;
> CO_2, 0 gr. 6790, soit C, 0 gr. 1851 ;
> H_2O, 0,1966, soit H, 0 gr. 02184.

II. — Essence de tiges et feuilles du 12 août :

> Substance, 0 gr. 3978 ;
> CO_2, 1 gr. 0670, soit C, 0 gr. 2910 ;
> H_2O, 0 gr. 2930, soit H, 0 gr. 03255 ;

III. — Echantillon total :

> Substance, 0 gr. 2648 ;
> CO_2, 0 gr. 7542, soit C, 0 gr. 2057 ;
> H_2O, 0 gr. 2356, soit H, 0 gr. 0261.

En rapprochant les résultats de ces trois analyses, nous avons le tableau suivant :

	Essence de fruits	Essence de tiges et feuilles	Echantillon total
C	79,34	73,15	77,67
H	9,35	8,18	9,82
O	11,31	18,67	12,51

Ces analyses montrent d'abord l'énorme différence des essences de fruits et des essences de tiges et feuilles, et ensuite la forte proportion d'oxygène que contient surtout l'essence de tiges et feuilles.

Quant à la composition de l'échantillon total, elle s'approche sensiblement de l'essence de fruits. Le développement des fruits, du 13 août à la fin de septembre, est sans doute suffisant pour introduire ces différences dans la composition des essences extraites à ces dates.

II. Fractionnement de l'essence de Crithmum maritimum.

Un premier fractionnement fait à titre d'essai sous la pression atmosphérique, sur un échantillon à 10 gr. d'essence, m'a donné les résultats suivants :

Le liquide commence à bouillir un peu au-dessous de 180°.

De 180 à 200°, on recueille	2 gr. 40
200 à 250° —	1 gr.
250 à 280° —	0 gr. 60
280 à 285° —	4 gr. 30
Résidu.....	1 gr. 70

Ce résultat pouvait faire espérer la présence de deux ou plusieurs corps entre 180° et 280° et déjà affirmer la présence d'un corps abondant vers 285°.

Je repris donc ce fractionnement sur une plus grande quantité et, dans la crainte d'altérer l'essence en la distillant à feu nu, j'eus recours à la distillation sous pression réduite.

J'ai employé le dispositif de M. Delépine (1). L'appareil, très robuste et d'un maniement très simple, ne m'a pas une seule fois fait défaut au cours des divers fractionnements.

1. — Fractionnement de l'essence de fruits. — Je soumis à un premier fractionnement 70 gr. d'essence de fruits dans une expérience (Ire) et 48 gr. dans une autre expérience (2e).

Cet échantillon a été obtenu en mélangeant les essences de fruits des différentes époques dont il a été parlé précédemment. Il en a été de même pour les essences de tiges et feuilles.

Le liquide commence à distiller à 65° sous pression de 28 mm., puis je recueille :

De 65 à 82°	....	15 gr.
82 à 92°	....	15
92 à 115°	....	6
115 à 160°	....	7
160 à 175°	....	21
Résidu	....	2
65 à 82°	....	11
82 à 100° (82 à 90°) (1)	....	13
100 à 120°	....	3
120 à 160°	....	2
160 à 175° (165 à 170)	....	17
Résidu	....	1

2. Fractionnement de l'essence de tiges et feuilles. — Dans les mêmes conditions, et sous pression de 28 mm.,

(1). M. Delépine. — *Bull. Sc. Pharm.*, 15, 262 ; 1908.

(2) Les chiffres entre parenthèses indiquent les limites de température dans lesquelles distille la plus grande partie du liquide.

le fractionnement de 28 gr. d'essence de tiges et feuilles donne les résultats suivants :

De 65 à 82°....................	3 gr.	60
82 à 110°....................	2	70
110 à 120°....................	0	40
120 à 160°	1	70
160 à 175°	10	50
Résidu........	1	

En faisant la moyenne des deux fractionnements de l'essence de fruits et en pourcentant les quantités obtenues, ainsi que celles du fractionnement de l'essence de tiges et feuilles, nous pouvons faire le rapprochement suivant :

Température (pression 26 millim.)	Esssence de fruits.	Essence de tiges et feuilles.
65 à 82°	22 %	16 %
82 à 100°	24	12
100 à 120°	7.5	2
120 à 160°	7,5	8
160 à 175°	32	48
Résidu........	3	4

Telle est la distillation comparative à laquelle je faisais allusion dans mon premier chapitre relatif à la préparation de l'essence et qui montre que la différence très nette des deux espèces d'essences est due surtout à la prédominance dans l'essence des tiges et feuilles du corps bouillant à 160-175° sous la pression de 26 mm. et à une plus faible proportion des produits de tête.

3. — *Fractionnement de l'échantillon total.* — En possession de ces résultats, j'ai effectué le fractionnement de l'échantillon d'essence de fruits de fin septembre que j'ai divisé en deux lots de 250 grammes chacun environ. Les portions inférieures ont été distillées à la pression atmosphérique jusqu'à 220°. Les portions supérieures ont été mises de côté chaque fois pour être confiées à M. Delépine.

Les opérations ont été faites dans des ballons de 100 cm³ par portions de 75 grammes environ. Au premier tour de fractionnement, je recueille de 10 en 10 degrés : 160-170°, 170-180°, 180-190°, 190-200°, 200-210°, 210-220°.

Comme il s'était formé de l'eau dans le courant de la distillation, les diverses portions furent séchées sur du chlorure de calcium avant le second tour de fractionnement. Pour cette seconde opération, j'ai employé un ballon de Ladenburg à deux boules et fractionné de 5 en 5 degrés. L'ébullition a commencé, cette fois, au-dessous de 160°. J'ai donc recueilli à part cette première portion, puis successivement : 160-165°, 165-170°, 170-175°, 175-180°, 180-185°, 185-190° et seulement 190-200° et 200-210°, car il ne passait presque plus rien à ces températures.

Au troisième et au quatrième tours, dans le même appareil, j'ai recueilli : < 160°, 160-165°, 165-170°, 170-172°, 172-174°, 174-176°, 176-178°, 178-180°, 180-182°, 182-185°, 185-190°, 190-200°.

Voici les résultats des deux distillations des produits de tête après ces quatre fractionnements sous la pression atmosphérique :

DEGRÉS	1ʳᵉ MOITIÉ	2ᵉ MOITIÉ
< 160°	6 gr.	5 gr.
160 à 165°	8	7
165 à 170°	16	12
170 à 172°	9	7
172 à 174°	11	9
174 à 176°	17	11
176 à 178°	20	18
178 à 180°	19	20
180 à 182°	1	11
182 à 185°	2	8
185 à 190°	4	4
190 à 200°	8	4

Ces résultats peuvent être représentés par les courbes ci-contre, en prenant pour abscisse la température moyenne et pour ordonnée le poids en grammes par degré dans l'intervalle considéré.

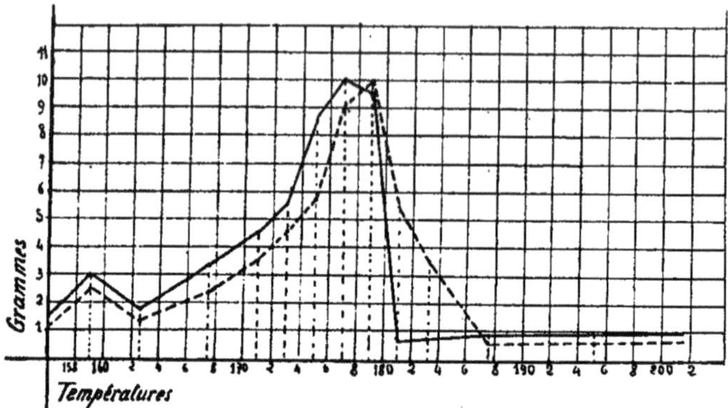

Ces deux courbes montrent manifestement la présence de deux corps, dont l'un très abondant vers 178-180°.

4.— *Analyse du corps 178-180° et du corps bouillant au-dessous de 160°.* — Je me suis tout d'abord attaché à l'étude de cette portion qu'Hérouard considérait comme l'essence pure et sur laquelle il dit avoir fait ses expériences.

La combustion m'a donné les résultats suivants :

Substance, 0 gr. 2044 ;
CO^2, 0 gr. 6600, soit C, 0 gr. 1800 ;
H^2O, 0 gr. 2040, soit H, 0 gr. 02266.

ou, en centièmes :

	trouvé	calculé pour $C^{10}H^{16}$
C	88,06	88,23
H	11,08	11,77

C'est donc un carbure de la famille des terpènes qui s'est légèrement oxydé. Ce résultat m'a d'autant plus surpris qu'à lire le mémoire d'Hérouard, où il parle d'*hydrure de crithmyle*, puis d'*acide crithmique* obtenu par oxydation nitrique, on se figurerait qu'il s'agit de quelque alcool comme point de départ. Je ne m'explique pas non plus comment il se fait qu'Hérouard ait attribué la densité 0,96 à cette portion ; la vérité est que les faits rapportés par Hérouard paraissent à peine interprétables.

Au surplus, j'ai fait aussi la combustion d'une portion antérieure bouillant à 172-176° et j'ai obtenu les résultats suivants :

Substance, 0 gr. 1998 ;
CO_2, 0 gr. 6484, soit C, 0 gr. 1768 ;
H_2O, 0 gr. 2100, soit H, 0 gr, 02332.

ou, en centièmes :

	trouvé	calculé pour $C_{10}H_{16}$
C	88,43	88,23
H	11,66	11,77

C'est donc encore un terpène, et il est vraisemblable qu'il en est ainsi jusqu'à la tête, puisque le produit bouillant au-dessous de 160° m'a donné :

Substance, 0 gr. 2176 ;
CO_2, 0 gr. 7004, soit C, 0 gr. 1910 ;
H_2O, 0 gr. 2300, soit H, 0 gr. 0255.

ou, en centièmes :

	trouvé	calculé pour $C_{10}H_{16}$
C	87,77	88,23
H	11,73	11,77

Autrement dit, les portions de tête, jusqu'à 180° sont des carbures terpéniques.

5. — *Fractionnement des portions supérieures.* — Les portions supérieures qu'Hérouard ne prenait pas en considération sont pourtant très abondantes, puisque au-dessus de 200°, il reste encore à rectifier près de 50 $^0/_0$ d'essence. La rectification y montre nettement la présence d'un produit bouillant très haut, vers 300° et peut-être aussi d'un autre entre 210 et 220°.

J'en ai confié l'examen à M. Delépine qui m'a communiqué les résultats suivants :

« Fractionnement des portions supérieures sous
13 mm. :

< 91°........................	13^{gr}.5
91 à 95°........................	11
95 à 97°........................	3 5
87 à 102°........................	8
102 à 130°........................	3 5
130 à 150°........................	3 5
150 à 153°........................	10
153 à 155°5........................	60
155,5 à 160°........................	10
Résidu........................	10

« On retire nettement des portions supérieures de
l'essence de criste marine un produit bouillant vers
285-295°, sous la pression athmosphérique et à 153-155°5
sous 13 mm. Ce produit a la formule $C^{12}H^{14}O^4$, il est
indentique à l'apiol retiré par MM. CIAMICIAN et SILBER,
de l'essence d'aneth et qu'ils ont appelé « Dillapiol » ou
« Dillölapiol » (1) ; il est liquide, optiquement inactif et a
pour densité $D^{o}{}_4$, 1,1753.

« Vers 210° sous la pression atmosphérique, on retire
encore un autre produit ayant un léger pouvoir rotatoire
à droite de 1°4', ayant une densité $D^{o}{}_4 = 0,9502$; mais
ce produit n'a pas un point d'ébullition bien fixe. Il correspond à la formule $C^{11}H^{16}O$, une formule $C^{12}H^{18}O$ pouvant
aussi bien convenir ».

Voilà donc au moins quatre constituants importants de
l'essence de *Crithmum maritimum*. J'ai déterminé leurs
constantes principales avec les méthodes déjà signalées
pour les essences.

A. — Terpène bouillant au-dessous de 160° :

Densité : $D^{o}{}_4 = 0,8703$;
Pouvoir rotatoire : (dans l'alcool, concen-
tration à 10 %/0 environ) ; $[\alpha]_D = +44°37'$.
Indice d'iode : 341, 331 ; moyenne, 336.

(1) M. DELÉPINE. — *C. R. Ac. Sc.*, 149, 215 ; 1900. — *Bull. Soc. Chim.*
[4], 5, 926 ; 1909.

On remarquera que c'est sensiblement l'indice d'iode de l'essence de térébenthine; on indique 300.

B. — Terpène bouillant à 176-180° :

> Densité : $D°_4 = 0,8957$ (résinifié et oxydé ?)
> Pouvoir rotatoire : légèrement dextrogyre ;
> Indice d'iode : 176, 175 ; moyenne, 175,5.

C.— Corps bouillant vers 210° (échantillon adressé par M. Delépine):

> Pouvoir rotatoire : $[\alpha]_D = + 1°4'$:
> Densité : 0,95023 ;
> Indice d'iode : 156.

D. — Corps bouillant à 285-295° (échantillon dressé par M. Delépine) :

> Densité : $D°_4$, 1.1753 ;
> Pouvoir rotatoire : nul.
> Indice d'iode dans deux expériences : 119.

Cette valeur de l'indice correspond presque exactement à la fixation de I^2 sur $C^{12}H^{14}O^4$, laquelle exigerait un indice de 114.

Ces quatre corps sont nettement caractérisés :

Le premier est un carbure bouillant vers 158-160°, fortement dextrogyre, ayant la composition des terpènes ; il est très vraisemblable que c'est du d-pinène ;

Le deuxième, un autre terpène isomère (ou plusieurs carbures) abondant, bouillant vers 176-180°, un peu dextrogyre ;

Le troisième, $C^{11}H^{16}O$ (?), bouillant vers 210°, avec un pouvoir rotatoire de 1°4' ;

Enfin, le quatrième, l'apiol d'aneth, $C^{12}H^{14}O^4$, bouillant vers 285-295°.

A l'aide des données que j'ai déterminées et de celles qui m'ont été fournies par M. Delépine, on peut remonter à la composition de l'essence de *Crithmum maritimum*.

En n'y supposant que les quatre composants en question, on aurait approximativement :

	Essence de fruits (12 août)	Essence de tiges (12 août)	Essence de l'échantillon total
Carbure actif............	12 %	18 %	15 %
Carbures inactifs........	48	17	40
Corps bouillant vers 210°	5	5	5
Isomère de l'apiol......	35	60	40

En fait, ces quantités répondent bien à l'allure des fractionnements, sauf restriction de petites portions d'autres substances qui ne sauraient être découvertes en partant d'aussi peu de matière que je l'ai fait et en ne tenant pas compte des pertes de matières résiduelles qui sont loin d'être négligeables.

J'ai volontairement arrêté là mes recherches analytiques spéciales, la détermination de la nature exacte des constituants de cette essence me paraissant être un travail hors de proportion avec les ressources d'un laboratoire d'officine. M. Delépine a déjà commencé cette besogne et je suis heureux de lui en avoir fourni les premiers matériaux.

QUATRIÈME PARTIE.

CHAPITRE PREMIER.

B. — *Autres composants chimiques.*

1° **Huile fixe**.

Outre l'huile essentielle, les fruits du *Crithmum maritimum* renferment une huile fixe. Ce fait signalé par HÉROUARD nous a été facile à vérifier.

Un lot de fruits soumis à la distillation avait été conservé et séché.

7 gr. 50 de ces fruits sont alors placés dans un appareil à épuisement et traitées par l'éther à chaud. Au bout de quatre heures, l'éther est recueilli et évaporé. On obtient une masse sirupeuse vert noirâtre, contenant beaucoup de chlorophylle et dont l'odeur, d'ailleurs désagréable, ne rappelle plus en rien celle de la plante. Le rendement de cette première opération est assez élevé : 0 gr. 62 pour les 7 gr. 50 de fruits employés, soit 8,26 %. Une seconde opération faite sur 100 gr. de fruits ne donne plus que 6 gr. 01 d'huile fine. N'ayant pas l'intention d'entreprendre l'étude de cette huile, j'en ai simplement déterminé la densité et l'indice d'iode.

La densité à 16° a été trouvé égale à 0,9561, et l'indice d'iode, égal à 86.

2° **Matière réductrice dans les eaux du marc de distillation.**

Les eaux du marc de distillation sont de couleur brun verdâtre plus ou moins foncé, naturellement troubles, elles s'éclaircissent difficilement et filtrent avec beaucoup de lenteur. Additionnées d'alcool elles laissent déposer un précipité floconneux et blanchâtre. Elles réduisent faiblement la liqueur de Felhing, mais beaucoup plus nettement après ébullition en présence d'acide chlorhydrique.

Nous avons donc cherché à doser la matière réductrice contenue dans ces eaux de marc.

Pour rapporter les résultats à un poids connu de fruits à l'état sec, nous avons institué la série des expériences suivantes.

I. — *Sur les fruits frais.*

A. — Après avoir déterminé l'état d'hydratation des fruits employés et constaté qu'ils contenaient 83 % d'eau, on a fait bouillir avec environ deux litres d'eau pendant 6 heures, 100 grammes de fruits frais, contusés au mortier. Le liquide est ensuite décanté, le marc pressé et, les liqueurs étant réunies, on en fait un volume de 500 centimètres cubes.

Il a fallu 63 centimètres cubes de ce liquide pour réduire la liqueur de Felhing.

Ceci correspond à 0 gr. 40 de matière réductrice évaluée en glucose pour 100 grammes de fruits frais, ou mieux à 2 gr. 35, pour 100 gr. de fruits secs, privés d'eau.

B. — 100 centimètres cubes d'eau de marc additionnés de 1 centimètre cube d'acide chlorhydrique sont soumis à l'ébullition pendant 1/2 heure, dans un becher-glass muni d'un réfrigérent ascendant. Dans ces conditions, on trouve que la matière réductrice dosée comme précédemment et rapportée à 100 grammes de fruits secs, s'élève à 6 gr. 75.

C. — Nous avons traité en même temps 100 grammes de fruits frais et contusés par épuisement à froid. La recherche de la matière réductrice sur le liquide provenant de cette nouvelle opération. avant et après ébullition chlorhydrique, ne donne aucun résultat appréciable.

II. — *Sur des fruits séchés sur pied.*

Les mêmes recherches ont été faites sur des fruits séchés sur pied à l'air libre, renfermant encore 17,5 % d'eau. La matière réductrice. dosée directement, a été trouvée égale à 2 gr. 37 pour 100 grammes de fruits privés d'eau, et, après ébullition en présence d'acide chlorhydrique, à 6 gr. 98.

Ces mêmes fruits épuisés par l'eau distillée ont donné une liqueur dans laquelle la matière réductrice a été trouvée égale à 1 gr. 47 avant l'ébullition chlorhydrique et à 3 gr. 95 après, pour 100 grammes de fruits privés d'eau.

III. — *Sur des fruits séchés à l'étuve.*

Enfin des fruits séchés à l'étuve à 30° et retenant 2,8 % d'eau et traités de la même façon, ont fourni par ébullition une liqueur renfermant, pour 100 grammes de fruits entièrement privés d'eau, 5 gr. 59 de matière réductrice, et 6 gr. 72, après ébullition chlorhydrique.

Par épuisement, la liqueur contenait 5 gr. 04 de matière réductrice, avant l'ébullition chlorhydrique, et 6 gr. 70 après.

On peut rapprocher ces divers résultats dans le tableau suivant, la matière réductrice étant rapportée à 100 gr. de fruits à l'état sec.

| | | Matière réductrice 0/0 | |
		Trouvée directement	Trouvée après ebullition avec HCL.
Par décoction	des fruits frais......	2,35	6,76
	des fruits séchés sur pied...............	2,37	6.98
	des fruits séchés à l'étuve............	5,59	6.72
Par épuisement	des fruits frais	néant	néant
	des fruits sechés sur pied............	1,47	3,95
	des fruits séchés à l'étuve...........	5,04	6,70

De ces quelques observations, on peut simplement conclure que les fruits du *Crithmum maritimum* renferment des matières réductrices, qui sont directement décelables par ébullition prolongée des fruits avec de l'eau ; — que la quantité extraite de cette façon est d'autant plus grande que les fruits sont dans un état de dessiccation plus avancé ; — que ces matières réductrices deviennent plus actives par ébullition en présence d'acide chlorhydrique, — et que, enfin, elles peuvent être extraites par épuisement à la condition d'opérer sur des fruits bien secs.

Ces expériences montrent qu'il existe, au moins dans les décoctions de fruits frais, une substance hydrolysable par les acides avec production de substances réductrices ; cette substance est probablement l'espèce de gomme que l'alcool précipite sous forme de flocons.

3° **Analyse des Cendres.**

Dans cette analyse des cendres du *Crithmum maritimum*, nous nous sommes spécialement attaché à doser les éléments principaux et à vérifier les assertions de LAVINI (1) au sujet du potassium.

(1) LAVINI. — *Loc. Cit.*

20 grammes de plantes sèches, incinérées, laissent un résidu de 3 gr. 52, soit 17,6 %. Rapportée à la plante fraîche (contenant 80 % d'eau, en moyenne), cette valeur devient 3,52 %.

Alcalinité. — La solution aqueuse des cendres est alcaline, et on a dosé l'alcalinité sur 0 gr. 25 de cendres en solution dans l'eau distillée par la méthode de différence, avec l'acide sulfurique décinormal et la soude décinormale. Il a été consommé 2 centimètres cubes 6 d'acide décinormal, ce qui correspond :

Pour 1 gr. à 2,6 × 0,004 × 4 = 0,416 de NaOH.
Ou encore à 2,6 × 0,003 × 4 = 0,0312 de radical de CO^3.

Détermination des cendres solubles et insolubles. — Deux grammes de cendres sont traités par l'eau bouillante, la solution est filtrée ; le résidu calciné et pesé donne le poids de l'insoluble. Ce poids est égal à 0 gr. 3610.

La solution est amenée à un volume de 100 centimètres cubes ; 10 centimètres cubes de cette solution, évaporés, laissent un résidu de 0 gr. 1637 : soit pour le poids des cendres solubles 1 gr. 637 ; on retrouve donc, en additionnant le soluble et l'insoluble, le poids des cendres mis en traitement à 0,002 près. Ce contrôle est bon à signaler.

L'insoluble est alors dissous dans le moins possible d'acide nitrique, puis mélangé à la solution des produits solubles à laquelle on a déjà ajouté le produit évaporé. On a ainsi l'ensemble des cendres en solution azotique et on en porte le volume à 200 centimètres cubes de sorte que chaque centimètre cube corresponde à un centigramme de cendres.

Dans cette solution, nous avons dosé le chlore, les sulfates, les phosphates et le potassium.

Dosage du chlore. — Le dosage du chlore a été fait par la méthode ordinaire à l'azotate d'argent décinormal sur 10 centimètres cubes de solution de cendres.

On emploie 8 cent. cubes 8 d'azotate d'argent.

$$8,8 \times 0,00355 \times 10 = 0,312 \text{ de Cl pour 1 gr.}$$

Un précédent dosage fait sur un autre échantillon de cendres nous avait donné 0 gr. 314.

Dosage des sulfates. — 25 centimètres cubes de solution sont traités par le chlorure de baryum. Le sulfate de baryum lavé et calciné pèse 0 gr. 0365, soit, exprimé en SO^4. 0 gr. 0150 et pour un gr., $0,015 \times 4 = 0$ gr. 060.

Dosage des phosphates. — C'est le procédé de dosage de l'acide phosphorique total dans les engrais, procédé qui nous est familier, qui a été employé.

50 centimètres cubes de solution sont d'abord concentrés puis le fer et l'alumine précipités par l'ammoniaque et maintenus en solution par le citrate d'ammoniaque, on ajoute de la mixture magnésienne (1) et on laisse reposer 12 heures. Le précipité de phosphate ammoniaco-magnésien est recueilli, lavé à l'eau ammoniacale et calciné.

Il pèse : 0 gr. 018, ce qui correspond pour 1 gr. à 0 gr. 0230 de P^2O^5 ou mieux à 0 gr. 0307 de PO^4.

Dosage de la potasse. — La marche suivie pour ce dosage est apparemment assez compliquée, mais elle est couramment employée dans notre laboratoire pour les engrais, elle nous est également familière.

Le dosage a été effectué sur 25 cent. cubes de liqueur ; après avoir éliminé le fer, l'alumine et la chaux, la liqueur a été évaporée et le résidu calciné. Le produit de la calcination est repris par l'eau. La solution filtrée est traitée par la baryte qui précipite la magnésie, les sulfates et les phosphates. On filtre : l'excès de baryte est enlevé par

(1) Mixture magnésienne : Carbonate de magnésie . . . . .   5 gr.
                              Chlorhydrate d'ammoniaque. . . 10 —
                              Acide chlorhydrique. . . . . . . 12 cc
                              Ammoniaque. . . . . 10 —
                              Eau . . . . Q. S. p. 100 —

carbonate d'ammoniaque et chlorhydrate d'ammoniaque. On évapore et on calcine doucement pour chasser les sels ammoniacaux.

On a alors les alcalis totaux, à l'état de chlorures. Leur poids = 0 gr. 1625, soit 0 gr. 6500 pour un gr. de cendres (nous supposons avoir exclusivement du chlorure de potassium et du chlorure de sodium). On reprend par l'eau bouillante, on filtre et on dose dans la liqueur le potassium par le chlorure de platine. Après évaporation, on lave le produit avec de l'alcool à 95° qui enlève l'excès de chlorure de platine et le chloroplatinate de sodium.

Puis le chloroplatinate de potassium bien lavé est dissout dans l'eau bouillante et la solution est réduite à chaud par le formiate de sodium. Le platine réduit est lavé à l'eau acidulée, séché, calciné et pesé. Son poids, 0 gr. 128, correspond en potassium à 0,206 pour 1 gr. ou en KCl à 0.393 pour 1 gr.

Or, nous avons trouvé pour le poids des chlorures :

alcalins totaux	0,6500
retranchant le poids KCl................	0,3930
il reste le poids de NaCl	0,257

Nous arrivons donc au résultat suivant :

K	0,206;	Cl	0,187 = KCl	0,393
Na	0,101;	Cl	0,156 = NaCl	0,257
			0,343		0,650

Le chiffre de chlore ainsi trouvé étant plus élevé que celui que donne son dosage direct prouve que le potassium et le sodium ne sont pas dans la plante seulement à l'état de chlorures.

Dosage de la silice. — Ce dosage, ainsi que les suivants, ont été effectués sur une prise d'essai de deux grammes de cendres.

Cette prise d'essai est dissoute dans de l'eau acidulée

par l'acide chlorhydrique, en chauffant légèrement jusqu'à ce qu'il ne se dégage plus d'acide carbonique. On évapore alors à siccité. On reprend par l'acide chlorhydrique puis par l'eau et on filtre sur un filtre taré. Il reste sur le filtre la silice, du sable et quelques parcelles de charbon, on dessèche à 100° et on pèse : 0 gr. 1090.

On détache la poudre du filtre et on la traite à l'ébullition par une solution concentrée de carbonate de soude, pour dissoudre l'acide silicique. On filtre de nouveau, le sable et le charbon restent sur le filtre. La liqueur filtrée est alors saturée d'acide chlorhydrique. On recueille la silice, on calcine et on pèse = 0,0400, soit pour 1 gr. de cendres 0 gr. 02 en SiO^2.

Avec le liquide chlorhydrique filtré, on fait un volume de 200 centimètres cubes, et on opère par les méthodes ordinaires le dosage du fer, du calcium et du magnésium. La liqueur ne contient que très peu d'alumine.

Dosage du fer. — Le fer précipité sur 100 centimètres cubes de liquide correspondant à 1 gr. de cendres, à l'état de phosphate de peroxyde de fer pèse : 0,0460, soit, en $Fe^2O^3 = 0,242$.

Dosage du calcium. — La chaux précipitée en liqueur acétique par l'oxalte d'ammoniaque est recueillie et calcinée au rouge blanc pour être pesée à l'état de CaO : son poids est de 0 gr. 1740, pour 1 gr. de cendres, soit, en Ca = 0 gr. 1242.

Dosage du magnésium. — La liqueur filtrée est additionnée d'ammoniaque et de phosphate de soude. Le précipité de phosphate ammoniaco-magnésien pèse 0 gr. 0852, correspondant à 0 gr. 0183 de magnésium pour 1 gramme de cendres.

On a donc ainsi les principaux constituants des cendres. Pour plus de simplicité, nous réunissons silice et fer, avec les formules SiO^2 et Fe^2O^3, mais pour les autres éléments le plus logique est de donner seulement les ions de chaque sel. On a donc pour 100 d'après les résultats précédents :

SiO^2	2	}	4,42
Fe^2O^3	2,42		
Cl			31,20
SO^4			6,00
PO^4			3,07
CO^3			3,12
Na			10,10
K			20,60
Mg			1,83
Ca			12,42
		Total...	92,76

Comme dans beaucoup de plantes marines, il est remarquable que le potassium l'emporte sur le sodium — ce fait avait été signalé par Lavini — et les métaux alcalins fortement sur les alcalino-terreux. Enfin, il y a beaucoup de chlorure, ce qui est assez naturel pour une plante qui ne se plaît que sur les bords de la mer.

CHAPITRE II.

Action pharmacodynamique de l'essence de « Crithmum maritimum ».

Sur notre demande, M. le Dr CHEVALIER (1) a bien voulu, comme nous l'avons antérieurement dit, faire l'étude pharmacodynamique de l'essence de *Crithmum mariti-mum* qui est d'autant plus intéressante que l'apiol retiré de l'essence est un isomère liquide de l'apiol cristallisé du Codex, identique à celui que renferme l'essence d'*Anethum sowa* : l'allyl. 1, diméthyloxy. 2, 3, méthylènedioxy 4, 5 phène.

Voici les conclusions de M. CHEVALIER :

« Les recherches faites avec cette essence nous ont montré qu'elle possédait une toxicité moindre que celle de l'essence de persil (apiols jaunes, apiolines blanches). La dose toxique mortelle pour les cobayes par voie d'injection intrapéritonéale est d'environ 2 centimètres cubes par kilogramme, tandis que d'après LUTZ et OUDIN (*Bull. Sc. pharmacol.* 1909, 70), l'essence de persil est toxique mortelle déjà à la dose de 0 cc. 85 à 1 centimètre cube par kilogramme. Une telle dose d'essence de criste marine ne détermine chez eux que de l'hyperexcitabilité qui se prolonge pendant plusieurs heures.

« Sous l'influence de doses toxiques déterminant la mort en huit à douze heures, cette hyperexcitabilité s'ac-

(1) J. CHEVALIER, *C. R. Soc. biol.*, 1910, LXIV, n° 7, 306.

compagne bientôt de tremblements généralisés, avec poils hérissés, grincements de dents, salivation, mouvements brusques et incoordonés, rappelant le tableau de la premièr.: période de l'intoxication par l'aconit. Un peu plus tard, on voit s'accentuer l'incoordination motrice, la titubation, puis on voit s'établir de la paralysie avec diminution de la sensibilité. Les tremblements s'accentuent, s'accompagnant d'un léger opisthotonos, et se transforment bientôt en mouvements convulsifs épileptiques, d'abord légers, intermittents, avec contracture persistante des membres postérieurs étendus, s'accentuant par excitation, puis, s'exagérant au fur et à mesure des progrès de l'intoxication jusqu'à devenir subintrants. On note de légères convulsions des yeux en dedans, la trémulation des pattes est presque continue et le corps entier est secoué par de fortes convulsions à intervalles irréguliers et rapprochés. A cette période, les mouvements respiratoires et les battements cardiaques sont accélérés et faibles.

« Ultérieurement, les phénomènes convulsifs font progressivement place à un état comateux avec résolution musculaire, insensibilité complète et chute progressive de la température, au milieu duquel l'animal meurt. A l'autopsie, on trouve une forte congestion viscérale, mais les poumons ne sont que peu congestionnés. Le cœur est arrêté en systole, exsangue, avec cependant parfois de petits caillots dans le cœur droit.

« Chez le chien, à la suite d'une injection intra-veineuse très lentement poussée, on observe des phénomènes analogues caractérisés par un tremblement général des muscles et de la peau avec raideur tétanique du cou, tremblement des paupières, excitation violente, hallucinations, auxquels font suite de l'incoordination motrice avec contracture spasmodique, puis des convulsions tonico-cloniques épileptiformes avec trismus, salivation, dilatation pupillaire. Si la dose n'est pas mortelle, on voit s'établir un état parétique avec diminution considérable de la sensibilité durant plusieurs heures, puis l'animal se rétablit.

« Avec l'apiol retiré de l'essence de criste marine, les phénomènes toxiques sont en tous points semblables à ceux observés avec l'essence elle-même ; seule leur apparition est plus tardive. La toxicité est un peu plus élevée. Chez les cobayes en injection intrapéritonéale la dose toxique mortelle est de 0 cc. 70, 0 cc. 80 par kilogr.

« L'étude du mécanisme de l'action toxique sur la grenouille nous a montré que les convulsions étaient d'origine bulbomédullaire ; les muscles et les nerfs sont encore normalement excitables après la mort de l'animal. La section de la moelle, chez un chien, au-dessous de la 7ᵉ cervicale, détermine la cessation des convulsions dans les membres postérieurs ; les membres antérieurs seuls étaient encore animés de tremblements et de mouvements spasmodiques.

« Cet apiol ne diffère donc passensiblement au point de vue pharmacodynamique de son isomère l'apiol cristallisé de persil; seule, sa toxicité paraît être un peu moindre. »

Usages.

Il ressort des recherches bibliographiques que le *Crithmum maritimum* occupait une grande place dans l'arsenal thérapeutique de nos ancêtres. Il est, en effet, naturel, que sa répartition géographique, son aspect, sa merveilleuse senteur qu'elle doit « à la vapeur de la mer », comme le dit Bernard Palissy, aient désigné de tout temps cette plante à l'attention des hommes, et les aient invités à en faire usage comme médicament et comme condiment. Ses indications sont alors multiples.

On emploie le *Crithmum* comme diurétique et comme vermifuge. Sa décoction dans du vin provoque « le flux menstrual ». On en fait des emplâtres, des clistères et des bains « jusque à nombril ». Enfin on le mange en salade et on le conserve confit dans du vinaigre.

Ce n'est plus qu'à ce dernier usage que le *Crithmum maritimum* est employé de nos jours.

Les habitants de nos côtes charentaises récoltent tous les ans la Criste marine, *avant la floraison*. Ils la conservent dans du vinaigre à la manière des cornichons, qu'elle remplace dans leur alimentation domestique. L'usage de ce condiment est d'ailleurs à peu près limité aux pays où croît le *Crithmum maritimum*. Chacun le prépare pour son usage personnel, ce qui explique qu'au point de vue commercial, la conserve de *Criste marine* soit, pour ainsi dire, ignorée du grand public.

Sans pouvoir espérer que le *Crithmum maritimum* puisse devenir une source courante d'apiol, puisque cette plante ne paraît plus guère jouir de la faveur générale, il n'en est pas moins intéressant de signaler la haute teneur de ce principe — 40 pour cent — dans l'essence qui elle-même s'extrait dans la proportion de 7 à 8 grammes par kilogr. de plante fraîche.

CONCLUSIONS.

Cette étude nous a permis d'établir une monographie à peu près complète de la plante que nous nous étions proposé d'étudier.

L'étude botanique ne nous a guère révélé de faits nouveaux. Nous avons cependant pu fixer un certain nombre de détails dans la structure histologique et la répartition de l'appareil sécréteur qui, croyons-nous, présente quelque intérêt.

Au point de vue histologique, cette plante présente donc une structure normale d'*Ombellifère halophyte* : Racines *adventives* binaires peu développées. *Rhizomes* traçants avec formations secondaires abondantes, tant subérophello-dermiques que libéro-ligneuses. *Tiges* sans périderme externe, à parenchyme cortical en partie chlorophyllien, coupé par des amas de collenchyme ; système libéro-ligneux en faisceaux toujours isolés ; moelle résorbée dans la plante âgée. *Feuilles* charnues à tissu chlorophyllien abondant sur tout le pourtour du limbe et à parenchyme dense non lacuneux. *Diakène* à mésocarpe épais.

Dans tous les parenchymes des organes adultes, se trouvent une très grande quantité de canaux sécréteurs, dont un certain nombre suivent constamment les faisceaux libéro-ligneux, se divisant et se réunissant comme eux, sont, en un mot, en relation étroite avec le système fasciculaire.

Enfin, la structure centrique et dense des feuilles char-nues du Crithmum maritimum *L. et la présence de canaux secréteurs sous-épidermiques, propres au limbe et au péricarpe* constituent un caractère qui ne se rencontre que très rarement chez d'autres Ombellifères.

Au point de vue chimique, nous avons pu établir d'abord que l'essence obtenue par distillation présente des caractères différents suivant que l'on s'adresse à l'essence des tiges et feuilles ou à l'essence de fruits.

L'essence des tiges et feuilles liquide neutre, de couleur jaune, bouillant entre 170 et 300°, a les caractères suivants :

Densité : $D^o_4 = 1,05$ à $1,03$;
Pouvoir rotatoire : $6^o42'$ à 8^o15^o.
Indice d'iode : 153 à 189.

L'essence de fruits est un liquide neutre, mobile, d'odeur spécifique, à peine ambré, bouillant de 170° à 300°. Ses caractères sont les suivants :

Densité: $D^o_4 = 0,95$ à $0,98$, $D^t_4 = D^o_4 - 0,00084^t$:
Pouvoir rotatoire : 5^o27 à 8^o9 ;
Indice d'iode : 174 à 200 ;
Indice d'acétyle : 3 à 4 (peut-être nul) :
Solubilité dans l'alcool à 90° : 1 pour 6 ;
—   —   70° : 1 pour 30.

Nous avons pu montrer que ces essences sont constituées par quatre corps ou groupes de corps, nettement caractérisés.

Le premier est un carbure bouillant vers 158-160° fortement dextrogyre, ayant la composition des terpènes. Il est très vraisemblable que ce soit du d-pinène.

Le deuxième, est un autre terpène isomère (ou plusieurs carbures) bouillant vers 176-180°, un peu dextrogyre.

Le troisième $C^{11}H^{16}O$ (?) bouillant vers 210° ayant un pouvoir rotatoire de $1^o4'$.

Enfin le quatrième, l'apiol d'aneth $C^{12}H^{14}O^4$ bouillant vers 285-295°:

En ne supposant dans les deux sortes d'essences que ces quatre composants, nous avons fixé approximativement leur composition respective :

	Essence de fruits	Essence de tiges et feuilles
Carbure actif...................	12 %	18 %
Carbure inactif..................	48	17
Corps bouillant vers 210°........	5	5
Apiol d'aneth...................	35	60

Nous avons pu, ensuite, au cours de nos recherches, signaler la présence d'alcool dans l'eau distillée obtenue dans l'extraction de l'essence de même que la présence dans les décoctions de fruits d'une *substance hydrolysable* par les acides avec production de substance réductrice. Cette substance est probablement une gomme que que l'alcool précipite en flocons.

Nous avons vérifié l'existence de l'*huile fixe* signalée par M. Hérouard et l'analyse des cendres a confirmé l'assertion de Lavini : à savoir que dans le *Crithmum* le *potassium l'emporte sur le sodium.* Cette analyse fait ressortir en outre l'excès des métaux alcalins sur les alcalino-terreux, et la forte proportion de chlorures que renferme cette plante halophyte.

Au cours des nombreuses déterminations d'indices d'iode, que nous avons faites, nous avons été amené à modifier le mode opératoire de la méthode de Hüblo et à remplacer l'hyposulfite par l'antipyrine en mettant à profit les réactions étudiées par M. Bougault. Nous avons été conduit ainsi à une méthode nouvelle applicable aussi bien aux huiles fixes qu'aux huiles volatiles. Elle supprime l'emploi de la solution d'iodure, la séparation en deux couches et l'empois d'amidon. Le virage est très net et la liqueur reste limpide. Enfin, comme le faisait remarquer M. Bougault : « L'antipyrine est un produit qu'il est « facile de se procurer pur dans le commerce ou que l'on

« peut purifier soi-même très facilement ». Sa solution
titrée se fait instantanément, par simple pesée et « jouit
« d'une conservation indéfinie, tandis que l'on sait que
« l'hyposulfite de sodium est difficile à obtenir pur et sec
« et que ses solutions s'altèrent lentement, surtout à la
« lumière ».

Au point de vue physiologique, l'étude de l'essence a pré-
senté un réel intérêt par le fait de la présence d'Apiol
isomère de l'Apiol cristallisé, qui donne à cette essence
des qualités toxiques comparables, quoique un peu moin-
dres, à celles du Persil.

L'usage de la plante, si localisé, se répandra-t-il ? Cela
n'est point de notre compétence. Notre but était seulement de faire connaître les caractères botaniques et chimiques de cette plante intéressante.